Charisma in der Patientenführung

Wissenschaft und Kunst
im Umgang mit Patienten

Charisma in der Patientenführung

Wissenschaft und Kunst im Umgang mit Patienten

von Erich Wühr
und Martin Simmel

Verlag für Ganzheitliche Medizin Dr. Erich Wühr GmbH
Bad Kötzting / Bayer. Wald

Bibliografische Information Der Deutschen Bibliothek

Die Deutsche Bibliothek verzeichnet diese Publikation in der Deutschen Nationalbiliografie; detaillierte bibliografische Daten sind im Internet über <http://dnb.ddb.de> abrufbar.

Haftung: Sämtliche Angaben in diesem Buch sind nach bestem wissenschaftlichen Können des Autors gemacht. Eine Gewähr übernehmen der Verlag und der Autor nicht, insbesondere die Behandlung betreffend.

Es bleibt in der alleinigen Verantwortung des Lesers, diese Angaben einer eigenen Prüfung zu unterziehen. Wenn er die Methoden, die in diesem Buch beschrieben sind, an Patienten anwenden will, so tut er dies auf eigene Verantwortung und Haftung.

Die erwähnten Produktnamen sind geschützte Marken oder eingetragene Markenzeichen der jeweiligen Eigentümer, Unternehmen oder Organisationen, auch wenn sie nicht ausdrücklich als solche jeweils gekennzeichnet wurden.

ISBN: 978-3-927344-90-7

Satz & Layout: Satz & Grafik Ritter GmbH, Frühlingsstr. 25, D-92711 Parkstein
Druck: TYPOS, CZ-30537 Plzeň/Pilsen

Inhaltsverzeichnis

Kapitel 0

Einführung und Begründung

Wir alle kennen sie: den charismatischen Arzt, die charismatische Krankenschwester, die charismatische Therapeutin. Wir kennen sie nicht nur aus Fernsehserien. Wir kennen sie aus eigener Erfahrung. Es gibt sie wirklich. Was macht das Charisma dieser „Medizinmenschen" aus? Haben sie besonderes medizinisches Wissen und Können? Natürlich! Zumindest scheint es so! Aber da ist noch mehr: Wie sie auftreten und sich geben, wie sie mit ihren Patienten und deren Angehörigen umgehen, wie sie Krisen handhaben – die ihrer Patienten und ihre eigenen, wie sie mit ihren Mitarbeitern umgehen, wie sie ihre Aufgaben und ihr Leben meistern.

Charisma

Charismatisch nennen wir erfolgreiche Menschen mit außergewöhnlicher Ausstrahlungskraft und entsprechender Wirkung auf andere Menschen. Die meisten dieser Menschen sind Naturbegabungen. Wir sind aber der Meinung, dass wir alle Charisma lernen können. Charisma entsteht nämlich aus einer der wichtigsten Funktionen des menschlichen Gehirns: aus Emotionaler Intelligenz – das ist die Fähigkeit, mit den eigenen Emotionen und Gefühlen sowie den Emotionen und Gefühlen anderer Menschen angemessen umzugehen. Seit Jahrzehnten wissen wir – und moderne Untersuchungen bestätigen dies immer mehr: Emotionale Intelligenz ist eine Schlüsselkompetenz für beruflichen wie auch

Emotionale Intelligenz als Schlüsselkompetenz

privaten Lebenserfolg eines Menschen. Das gilt natürlich auch und besonders für Menschen in medizinischen Berufen.

Zielgruppe des Buches

Dieses Buch wendet sich an alle, die – wie wir – in einem Medizinberuf tätig sind und mit Patienten umgehen: Arzthelferinnen, Ärztinnen und Ärzte, Heilpraktiker, Krankenschwestern und Pfleger, Psychologen, Physiotherapeuten und andere Therapeuten, Zahnarzthelferinnen, Zahnärztinnen und Zahnärzte. Wir wollen die Leiden und Beschwerden unserer Patienten lindern und ihre Lebensqualität verbessern. Dazu brauchen wir fachliches Wissen und Können. Und wir brauchen vor allem die menschliche Schlüsselkompetenz: Emotionale Intelligenz im Umgang mit uns selbst und mit unseren Patienten. Diese Schlüsselkompetenz macht unseren beruflichen Lebenserfolg aus.

Emotionale Intelligenz

Emotionale Intelligenz bedeutet, dass wir in der Lage sind,

- unsere eigenen Emotionen und Gefühle wahrzunehmen (Selbstwahrnehmung),
- unsere Emotionen und Gefühle angemessen zu regulieren (Selbstregulierung),
- uns selbst zu motivieren (Selbstmotivation),
- uns in die emotionale und gefühlsmäßige Lage des Patienten hineinzuversetzen (Empathie) und
- Beziehungen zu unseren Patienten aufzubauen und unsere Patienten auf gemeinsame Ziele hin zu führen (Beziehungskompetenz).

Ergebnisse – Was daraus entstehen kann!

Aus Emotionaler Intelligenz im Umgang mit uns selbst und mit unseren Patienten entstehen

- Klarheit in unserem eigenen beruflichen (und privaten) Denken, Entscheiden und Handeln,
- Verbesserung unserer eigenen beruflichen (und privaten) Lebensqualität,

- tragfähige und nachhaltige Beziehungen zu unseren Patienten,
- Klarheit und Verständnis der Patienten für ihre derzeitige Situation und für den gemeinsamen Weg zu besserer Lebensqualität,
- Bereitschaft der Patienten zu eigenverantwortlichem Handeln.

Dieses Buch zeigt Ihnen, liebe Leserin, lieber Leser, wie wir selbst unsere Emotionale Intelligenz systematisch entwickeln und weiterentwickeln und all dies in unserer täglichen Praxis umsetzen. Nehmen Sie sich davon, was Sie für ihre eigene berufliche Tätigkeit brauchen können!

Lesen Sie die nun folgenden Beschreibungen der Kapitel des Buches. Es sind die Fragen aufgeführt, die in dem jeweiligen Kapitel beantwortet werden. Interessiert Sie eine dieser Fragen besonders, können Sie direkt zu diesem Kapitel gehen. Aber: Lesen Sie zunächst unbedingt Kapitel 1! Es beschreibt unsere grundlegenden Denkmodelle.

Kapitel 1
Die grundlegenden Denkmodelle der Emotionalen Intelligenz – Wahrnehmung, Regulierung und Motive menschlichen Verhaltens

Wir beginnen in Kapitel 1 mit der Beschreibung einiger moderner neurobiologischer Erkenntnisse und deren praktischen Konsequenzen. Daraus leiten wir einfache Denkmodelle ab: das Werteschöpfungsprinzip und das Modell menschlichen Verhaltens. Sie helfen uns bei der Beantwortung folgender Fragestellungen:

- Wie funktioniert menschliches Verhalten?
- Wie entstehen Gefühle und Emotionen?
- Wie können wir unser Verhalten regulieren?
- Wodurch entsteht Motivation?
- Können wir das Verhalten anderer Menschen zutreffend voraussagen und einschätzen?
- Können wir andere Menschen motivieren?

Solche einfachen Denkmodelle bedeuten eine starke Reduktion der Wirklichkeit, die strengen wissenschaftlichen Maßstäben nicht genügen mag. Aber hier geht es um die schnelle und sichere Handhabung alltäglicher Situationen im Umgang mit uns selbst und anderen Menschen. Dazu brauchen wir einfache Denkmodelle und keine komplizierten wissenschaftlichen Analysen. Dieses Kapitel ist grundlegend. Deshalb sollten Sie es unbedingt lesen.

Kapitel 2 Patienting – Woran Sie sich bei Ihrer Patientenführung orientieren!

In Kapitel 2 stellen wir strategische Überlegungen an: Wir bestimmen die allgemeine und grundlegende Ausrichtung unseres beruflichen Denkens, Entscheidens und Handelns im Umgang mit uns selbst und mit anderen. Wir gehen zunächst von uns selbst aus:

- Was sind unsere Talente, unser Wissen und Können?
- Wie wollen wir unseren Beruf ausüben? Welche Werte wollen wir unseren Patienten schöpfbar machen?
- Welche Werte wollen wir schöpfen? Was ist der Sinn unserer beruflichen Tätigkeit?
- Welchen Auftrag wollen wir erfüllen?
- Wie setzen wir unseren Auftrag bestmöglich um? Was müssen wir dafür tun?

Der Umgang mit anderen Menschen kann nur gelingen, wenn wir mit uns selbst im Reinen und im Klaren sind. Es macht keinen Sinn, von vorne herein den anderen ins Zentrum des eigenen Denkens, Entscheidens und Handelns zu stellen. Im Gegenteil: Wir halten das für unverantwortlich. Der andere Mensch vertraut uns und rechnet mit unserer kompetenten Hilfe. Wie aber wollen wir anderen helfen, wenn wir uns selbst nicht helfen können? Wie gesagt: Der Umgang mit anderen Menschen kann nur gelingen, wenn wir mit uns selbst im Reinen und im Klaren sind. Deshalb beginnen wir mit unseren Überlegungen bei uns selbst.

Mit der gewonnen Klarheit wenden wir uns dem Patienten zu:

- Welche Werte wollen unsere Patienten schöpfen?
- Wie müssen unsere Dienstleistungen gestaltet sein, um unseren Patienten ihre Werte schöpfbar zu machen?
- Wie müssen wir und unser Praxis-Team unsere Dienstleistungen erbringen, um unseren Patienten ihre Werte schöpfbar zu machen?

Wir nennen diese Art der Patientenorientierung „Patienting“: Marketing für Patienten. Der Begriff „Marketing“ wird im medizinischen Konzept oft als anrüchig wahrgenommen. Das gilt zweifellos für Marketing im überkommenen Sinne: Die eigene Leistung wird marktschreierisch herausgestellt; das Streben nach finanziellem Gewinn steht über allem; die Dienstleistung ist wichtiger als der Mensch.

Patienting ist dies alles nicht: Der Nutzen des Patienten steht im Mittelpunkt. Die individuellen Talente, das Wissen und Können der Leistungserbringer dienen diesem Nutzen. In diesem Rahmen der Patientenorientierung gestalten und erbringen wir unsere medizinischen Dienstleistungen.

Kapitel 3 Team- und Mitarbeiterführung

Wir medizinischen Dienstleister arbeiten in der Regel nicht alleine, sondern im Team mit unseren Mitarbeitern und Teamkollegen. Dadurch erweitert sich in Kapitel 3 unser Fokus der Emotionalen Intelligenz auf den angemessenen Umgang mit den Emotionen und Gefühlen dieser Personen:

- Welche Werte wollen unsere Mitarbeiter und Teamkollegen schöpfen?
- Wie führen wir unsere Mitarbeiter? Wie machen wir unseren Mitarbeitern ihre Werte schöpfbar?
- Wie führen wir unser Team? Wie richten wir unser Team an gemeinsamen Werten aus?
- Wie erzeugen wir Teamgeist und Teamkommunikation?

- Wie fördern wir die Teamproduktivität und Teamkreativität?

„Alleine vermögen wir wenig. Nur zusammen sind wir stark.“ So klischeehaft diese Sätze anmuten, so zutreffend sind sie. Die medizinische Dienstleistung wird meist im Kontext von Teams erbracht: In der ärztlichen Praxis, im Krankenhaus und so weiter. Selbst ein Therapeut, der vordergründig alleine arbeitet (zum Beispiel ein Psychologe in seiner Einzelpraxis), ist eingebunden in ein Netzwerk von Ko-Therapeuten und Zuweisern. Nur im Kontext eines funktionierenden Teams kann uns der erfolgreiche Umgang mit unseren Patienten gelingen.

Kapitel 4 Patientenbeziehungsmanagement – Wie Sie Patienten systematisch gewinnen und langfristig binden!

In Kapitel 4 beschreiben wir, wie wir unsere Beziehungen zu Patienten allgemein handhaben:

- Wie gewinnen wir neue Patienten?
- Wie binden wir unsere Patienten nachhaltig?

Die entsprechende Vorgehensweise nennen wir Patientenbeziehungsmanagement: Systematisch schaffen wir Erstkontakte zu Patienten und vertiefen diese Beziehungen bis auf die Ebene von Stammpatienten.

Kapitel 5 Patientenkommunikation – Wie Sie mit dem einzelnen Patienten umgehen!

Emotionale Intelligenz im Umgang mit anderen Menschen bedeutet zum einen, dass wir uns in den anderen Menschen hineinversetzen können. Diese Kompetenz nennen wir Empathie. Wir fühlen uns in die Persönlichkeit des anderen ein. Im direkten Umgang mit dem einzelnen Patienten stehen wir vor folgenden Fragen:

- Wie können wir uns in den Patienten hineinversetzen?
- Wie erlebt der Patient die Welt? Welche Emotionen und Gefühle drückt er aus?
- Welche Werte will der andere schöpfen? Was ist ihm/ihr wirklich wichtig?

Zum anderen bedeutet Emotionale Intelligenz, dass wir auf der Basis der Empathie zum anderen Menschen eine tragfähige Beziehung aufbauen können. „Tragfähig" wird eine Beziehung dadurch, dass beide Partner in der Beziehung ihre Werte schöpfen können. Die Kompetenz, solche Beziehungen aufzubauen und zu pflegen, nennen wir Beziehungskompetenz. Wir müssen uns folgende Fragen stellen:

- Wie kommunizieren wir mit Patienten auf der verbalen (sprachlichen) Ebene? Welche Mittel und Methoden stehen uns auf der verbalen Ebene zum Aufbau und zur Vertiefung von Beziehungen zur Verfügung?
- Wie kommunizieren wir mit Patienten auf der non-verbalen (körpersprachlichen) Ebene? Welche Mittel und Methoden stehen uns auf der non-verbalen Ebene zum Aufbau und zur Vertiefung von Beziehungen zur Verfügung?
- Wie machen wir uns Patienten verständlich?

Verbale und non-verbale Botschaften

Der Maßstab für die Kommunikation zwischen uns und unseren Patienten ist Verständlichkeit. Und zwar in beiden Richtungen: Wir müssen den Patienten ebenso verstehen, wie er uns. Nur auf der Basis gegenseitigen Verstehens kann eine Beziehung tragfähig werden und nachhaltig gelingen. Dazu nutzen wir die verbalen und non-verbalen Methoden der modernen Kommunikationspsychologie. Wir gehen dabei von der wissenschaftlichen Erkenntnis aus, dass zwischenmenschliche Kommunikation vor allem auf der nonverbalen Ebene abläuft: Nur 7% der Kommunikation findet auf der verbalen Ebene statt; 93 % einer Botschaft wird durch Mimik, Gestik, Kopf- und Körperhaltung, Atmung und Tonalität der Stimme übertragen.

Schließlich müssen wir der Tatsache Rechnung tragen, dass es im medizinischen Kontext – wie in anderen Kommunikationskontexten auch – immer wieder Konflikte zwischen den Gesprächspartnern geben wird. Ebenso stehen wir oft vor der schwierigen Aufgabe, dass wir einem Patienten negative Botschaften überbringen müssen. In diesen Situationen stellen sich die Fragen:

- Wie gehen wir angemessen mit Konflikten um?
- Wie überbringen wir negative Botschaften, ohne unsere Beziehung zum Patienten zu verletzen?

Kapitel 6 Die Inszenierung der „Ersten Sitzung“

In Kapitel 6 wenden wir nun die bisher besprochenen Inhalte auf eine konkrete Kommunikationssituation an: Die „Erste Sitzung“. Wir überlegen uns genau, wie wir die Erste Sitzung gestalten. In der Ersten Sitzung haben wir zum ersten Mal direkten Kontakt mit einem Patienten. Hier stellen wir die Weichen für das Gelingen unserer Beziehung zu Patienten und damit für das Gelingen der Behandlung. Die Erste Sitzung ist die Schlüsselstelle unserer Patientenführung. Wir dürfen dabei nichts dem Zufall überlassen. Deshalb „inszenieren“ wir die erste Sitzung. Wie ein Theaterstück wird diese Kommunikationssituation von uns geplant und gestaltet. Trotzdem bleiben wir in der tatsächlichen Patientensituation flexibel.

- Wie inszenieren wir Kommunikationssituationen in medizinischen Kontexten?

Kapitel 7 Systematisch umsetzen – Charisma in der Patientenführung können Sie lernen!

Schließlich geht es in Kapitel 7 an das Verwirklichen und Umsetzen von Charisma in der Patientenführung:

- Wie können wir schrittweise vorgehen, um unsere Kommunikationskompetenz systematisch zu verbessern?

Liebe Leserin! Lieber Leser! Von da an werden wir Ihnen nicht mehr weiterhelfen können: Umsetzen müssen Sie das Ganze selbst. Aber wie? Ganz einfach: Fangen Sie an! Tun Sie's einfach!

Dazu eine kleine Anekdote: Ein Tourist sucht in New York die berühmte Konzerthalle – die Carnegie Hall. Er fragt einen

Passanten, der einen Geigenkasten mit sich herumträgt und von dem er meint, ein Geigenspieler müsse ja schließlich die Carnegie Hall kennen: „Entschuldigen Sie! Wie komme ich in die Carnegie Hall?“ Darauf der Geigenspieler: „Üben, Mann! Üben!“

Kapitel 1

Die grundlegenden Denkmodelle der Emotionalen Intelligenz – Wahrnehmung, Regulierung und Motive menschlichen Verhaltens

Inhalte und Fragestellungen des Kapitels

In diesem Kapitel beschreiben wir moderne psychologische und neurobiologische Erkenntnisse sowie ihre praktischen Konsequenzen für die Emotionale Intelligenz eines Menschen. Daraus leiten wir einfache Denkmodelle ab:

- das Werteschöpfungsprinzip und
- das Modell menschlichen Verhaltens.

Sie helfen uns bei der Beantwortung folgender Fragestellungen:

- Wie funktioniert menschliches Verhalten?
- Wie entstehen Gefühle und Emotionen?
- Wie können wir unser Verhalten regulieren und verändern?
- Wodurch entsteht Motivation?
- Können wir das Verhalten anderer Menschen zutreffend voraussagen und einschätzen?
- Können wir andere Menschen motivieren?

Einfache Denkmodelle – wie die folgenden – bedeuten eine starke Reduktion der Wirklichkeit, die strengen wissenschaftlichen Maßstäben nicht genügen mag. Aber uns geht es hier um die schnelle und sichere Handhabung alltäglicher Situationen im Umgang mit uns selbst und mit anderen Menschen. Dazu brauchen wir einfache Denkmodelle und keine komplizierten wissenschaftlichen Analysen. Dieses Kapitel ist grundlegend. Deshalb sollten Sie es unbedingt lesen – immer wieder.

Das Werteschöpfungsprinzip

Das Motiv jeglichen menschlichen Denkens, Entscheidens und Handelns ist das Schöpfen von Werten.

Werte – was wir darunter verstehen!

Werte sind das, was uns wichtig ist im Leben: Gesundheit, Zufriedenheit, Wohlstand, Sicherheit, Anerkennung, Geltung und so weiter. Diese Werte wollen wir schöpfen – und zwar dauernd. Unser ganzes Denken, Entscheiden und Handeln ist letztendlich auf die Schöpfung dieser Werte ausgerichtet. Egal, ob uns das bewusst ist oder nicht: In jeder Sekunde unseres Lebens wägen wir ab, welche Werte wir gerade schöpfen könnten und welcher uns davon der wichtigere ist. Dies geschieht meist unbewusst, und dementsprechend entscheiden und handeln wir dann. Weil hier das Unterbewusstsein dominiert, sind wir in unserem Entscheiden und Handeln ziemlich determiniert. Darüber besteht in der aktuellen Gehirnforschung weitgehender Konsens: Unser Denken, Entscheiden und Handeln ist immer beeinflusst vom unmittelbar vorausgegangenen Gesamtzustand unseres Gehirns.

Bedürfnisse nach Werteschöpfung

Die Motive unseres Handelns (Verhaltens) sind also Werte: Wir haben bewusste und unbewusste Bedürfnisse nach der Schöpfung dieser Werte (Abb. 1-1). Durch ein solches Bedürfnis wird unser bewusstes und unbewusstes Denken, Entscheiden und Handeln aktiviert. Durch unser Handeln schöpfen wir die gewünschten Werte, bis das Bedürfnis befriedigt ist. Wir identifizieren also drei Stadien menschlichen Verhaltens:

Drei Stadien menschlichen Verhaltens

1. das Bedürfnis nach Werteschöpfung
2. das Denken, Entscheiden und Handeln (Bedürfnisbefriedigung durch Werteschöpfung)
3. das befriedigte Bedürfnis

Emotionen und Gefühle

Diesen drei Stadien menschlichen Verhaltens sind drei verschiedene Zustände zugeordnet. Wissenschaftlich korrekt sprechen wir von Emotionen, wenn wir den unbewussten Zustand meinen, und von Gefühlen, wenn uns dieser Zustand bewusst wird: Im ersten Stadium des Bedürfnisses nach Werteschöpfung sind wir unzufrieden. Diese Emotion (unbewusst) bzw. dieses Gefühl (bewusst) der Unzufriedenheit aktiviert uns. Bedürfnisspannung wird aufgebaut. Wir suchen aktiv nach Gelegenheiten zur Werteschöpfung. In der Verhaltensforschung wird dies als Appetenzverhalten bezeichnet: Wir haben „Appetit" auf Werteschöpfung. Im Stadium der Werteschöpfung wird diese Bedürfnisspannung abgebaut. Wir kommen in einen Zustand, der in der modernen Psychologie als *„Flow"* bezeichnet wird. Glücksforscher haben herausgefunden, dass sich Probanden im Zustand der aktiven Schöpfung von anspruchsvollen Werten glücklich fühlen. Bei der Beschreibung dieses Zustands verwendeten die Probanden häufig das Verb „fließen" (englisch: *flow*). Die Forscher gaben deshalb dem Gefühlszustand „Glück" den Namen *„Flow"*. Er entsteht beim Schöpfen von Werten – also im aktiven Tun und Handeln. Und zwar bei einer anspruchsvollen beruflichen Tätigkeit oder bei einem anspruchsvollen Hobby. Glück bedeutet also aktives Handeln – aktives Schöpfen anspruchsvoller Werte. Und das ist durchaus anstrengend! In diesem Zustand werden im Organismus die so genannten „Glückshormone" (Endorphine, Serotonin usw.) vermehrt ausgeschüttet. Schließlich ist im dritten Stadium menschlichen Verhaltens die Bedürfnisspannung abgebaut. Das Bedürfnis nach Werteschöpfung ist befriedigt. Der betreffende Mensch ist zufrieden. Wenn mehr Werteschöp-

Flow – der „Glückszustand"

Zufriedenheit Freude

fung stattgefunden hat, als man ursprünglich erwartet hatte, entsteht der Gefühlszustand der Freude.

Abb. 1-1: Das Werteschöpfungsprinzip

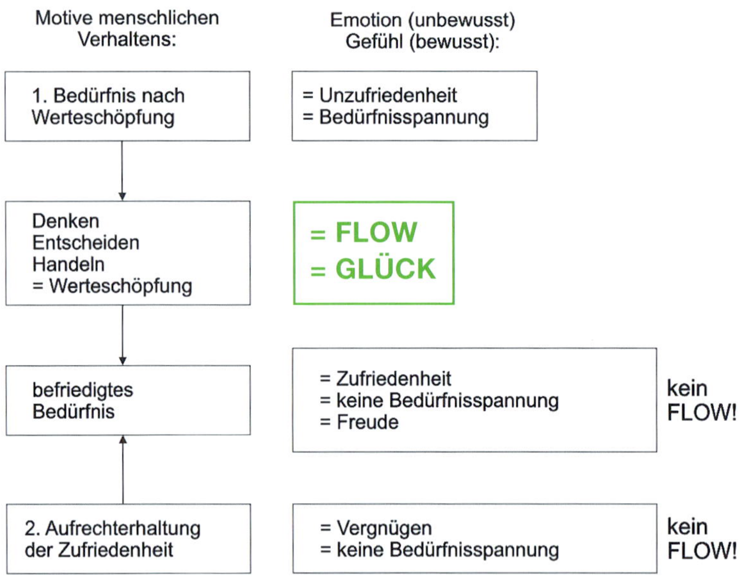

Vergnügen

Die Psychologie kennt neben den Bedürfnissen nach Werteschöpfung noch ein zweites Motiv menschlichen Verhaltens: Die Aufrechterhaltung des Zustands der Zufriedenheit. Das zugrundeliegende Bedürfnis ist längst befriedigt. Es besteht keine Bedürfnisspannung mehr. Dadurch haben wir keine Chance zur anspruchsvollen Werteschöpfung – also keine Chance für *Flow*. Den entsprechenden Gefühlszustand nennen wir Vergnügen. Im Vergnügen steckt kein Glück. Menschen, die dem Vergnügen „nachjagen“ sind zufrieden, aber nicht glücklich – ein wichtiger Unterschied! Die „Überbefriedigung“ eines bereits befriedigten Bedürfnisses bringt keinen *Flow*. Andere – wichtigere, anspruchsvollere – Bedürfnisse bleiben unbefriedigt, wenn wir dem Vergnügen nachjagen…

Werte-hierarchien

Wir hierarchisieren die verschiedenen Werte entsprechend des *Flow*-Potenzials, das in ihnen steckt. Dabei vermuten wir, dass uns diese Wertehierarchie angeboren ist. In Tabelle 1-1 haben wir die wichtigsten angeborenen Grundwerte aufgelistet. Wir verstehen sie als Wertekategorien, die bestimmte „Unterwerte" zusammenfassen. Von oben nach unten nimmt das *Flow*-Potenzial dieser Werte ab. Die Befriedigung dieser Werte geschieht allerdings in umgekehrter Reihenfolge – von unten nach oben: Ein Mensch, dessen Bedürfnis nach existenzieller Sicherheit nicht befriedigt ist, wird sich kaum um soziale Anerkennung oder Selbstverwirklichung scheren. Obwohl diese Werte ein höheres *Flow*-Potenzial in sich tragen. Das „nackte" Überleben steht bei ihm im Vordergrund. Erst wenn er diese grundlegenden existenziellen Bedürfnisse befriedigt hätte, würde er sich den höherwertigeren Bedürfnissen zuwenden.

Tab. 1-1: Grundwerte

Sinnstreben –	Sinnerfüllung, Kreativität, Innovation, Selbstverwirklichung: das angelegte Potenzial entwickeln, Lernen und Wachsen …
Soziale Geltung –	Anerkennung, Einfluss, Prestige, Status, Beliebtheit, Wettbewerbsstreben, Machtstreben, Nachahmung …
Soziale Bindung –	Anschluss, Zugehörigkeit, Geselligkeit, Kontakt, Familie, Freundschaft, Zuneigung …
Sexualität –	Männlichkeit, Weiblichkeit, gutes Aussehen, erotische Anziehungskraft, Eigenliebe …
Bequemlichkeit –	Ausruhen, Erholen, Trägheit, Stabilität, Arbeitserleichterung …
Sicherheit –	Selbsterhaltung, Gesundheit, Leistungsfähigkeit, Schutz vor Krankheit, Altern, Risiko, Verlust, Schmerz, Furcht, Neugier, Wissbegierde, Experimentierlust, wirtschaftliche Sicherheit, Besitzstreben, Sammlerleidenschaft …

In unserer modernen Zivilisationsgesellschaft sind wir allerdings in der glücklichen Lage, dass die grundlegenden Werte Sicherheit, Bequemlichkeit, Sexualität leicht zu befriedigen sind. Wir können uns der Schöpfung der Werte mit dem höheren *Flow*-Potenzial widmen: Soziale Anerkennung und Zugehörigkeit, Sinnverwirklichung und Selbstverwirklichung. In der Schöpfung dieser Werte steckt das meiste Glück. Dies ist uns angeboren. Durch unterschiedliche Prägungen in der Erziehung und in verschiedenen Kulturen ergeben sich allerdings bei jedem Menschen individuelle Wertehierarchien. Sie sind erworben und können von der angeborenen Wertehierarchie abweichen. Ist dies der Fall, so entstehen Konflikte zwischen angeborenen und erworbenen Werten. Dies kann weitreichende psychopathologische Folgen haben. Aber zurück zu unserem eigentlichen Thema!

Erworbene Wertehierarchie

Das Motiv jeglichen menschlichen Verhaltens ist also das Schöpfen von Werten entsprechend der angeborenen und individuell erworbenen Wertehierarchien. Nun wird oft davon gesprochen, dass wir andere Menschen motivieren wollen und sollen. Aber auf die Motive eines anderen Menschen haben wir keinen Einfluss. Jegliche Motivation eines Menschen kommt aus ihm selbst. Wir können lediglich Rahmenbedingungen schaffen, in denen ein anderer seine Werte schöpfen kann. Dies ein wichtiger Aspekt der Führung anderer Menschen – also auch der Führung von Patienten:

Patientenmotivation

> Wir müssen Rahmenbedingungen schaffen, die unseren Patienten die Schöpfung ihrer Werte ermöglicht. Dann sind sie motiviert, entsprechend zu handeln.

Welche Werte sind das? Allgemein gesagt: Die oben genannten Grundwerte. Beim einzelnen Patienten: Seine individuelle Hierarchie der Grundwerte und Unterwerte (Tab. 1-1). Es muss uns also in den folgenden Kapiteln darum gehen, wie wir bei Patienten allgemein (Kapitel 2 und 4) und ebenso beim einzelnen Patienten (Kapitel 5 und 6) ihre wichtigen Werte erkennen können und wie wir die Rahmenbedingungen zur Schöpfung ihrer Werte schaffen können. Dann wird unsere Patientenführung erfolgreich sein.

Das Modell menschlichen Verhaltens

Schauen wir uns nun an, wie menschliches Verhalten insgesamt funktioniert. Wieder bilden wir uns ein vereinfachendes Denkmodell – das Modell menschlichen Verhaltens.

Der Mensch empfängt physiko-chemische Signale aus seiner Umwelt mit Hilfe seiner Sinnesorgane: visuell (V), auditiv (A), kinästhetisch (K), olfaktorisch (O) und gustatorisch (G). Die Sinnesorgane wandeln die Signale in Nervenimpulse um und leiten sie an das Gehirn weiter. Dort findet eine Bewertung dieser Impulse statt. Es kommt zu einer bewussten und/oder unbewussten Wahr-*nehmung* – wir nehmen etwas für wahr. Diese Wahrnehmung ist nämlich keine genaue Abbildung der wirklichen Umwelt: Durch den Vorgang der Bewertung bilden wir uns eine Repräsentation der Wirklichkeit – sozusagen eine „Landkarte der Wirklichkeit". Diese Repräsentation der Wirklichkeit stimmt nicht vollständig mit der Wirklichkeit überein.

Unsere Persönlichkeit: Unsere Erfahrungen, Erinnerungen, Überzeugen, Meinungen, Annahmen, Glaubenssysteme, Weltanschauungen, Motive

Die Bewertung erfolgt auf der Basis unserer Persönlichkeit. Diese wird bestimmt durch unsere Erfahrungen, Erinnerungen, Überzeugungen, Meinungen, Annahmen, Glaubenssysteme, Weltanschauungen und vor allem durch unsere Bedürfnisse nach Werteschöpfung. Die Be-*wert*-ung der Wirklichkeit ist also persönlich und damit zwangsläufig von Mensch zu Mensch unterschiedlich. Jeder Mensch muss zu einer persönlichen und individuellen Wahrnehmung der Wirklichkeit kommen, und diese stimmt nicht vollständig mit der Wirklichkeit und mit der Wahrnehmung anderer Menschen überein. Jeder Mensch hat sozusagen eine Brille auf, durch die er die Welt wahrnimmt. Diese Brille reduziert die Welt auf eine Abbildung. Und jeder von uns hat eine andere Brille auf.

Abb. 1-2: Modell menschlichen Verhaltens

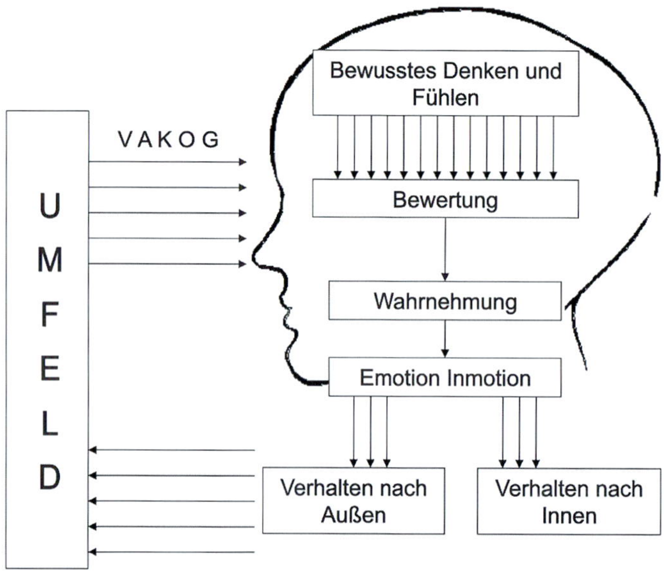

Empathie (Einfühlungsvermögen) – eine wichtige Teilkompetenz der Emotionalen Intelligenz

Für die Führung unserer Patienten ist wichtig, dass wir verstehen, wie der einzelne Patient die Welt bewertet; wie er sie wahrnimmt; welche Erfahrungen und Erinnerungen er hat; welche Überzeugungen, Meinungen, Annahmen, Glaubenssysteme, Weltanschauungen seine Wahrnehmung prägen; welche Motive (Bedürfnisse nach Werteschöpfung) sein Handeln bestimmen – also: welche Werte er schöpfen will. Die Teilkompetenz der Emotionalen Intelligenz, die wir für dieses Verstehen brauchen, nennen wir Empathie – Einfühlungsvermögen.

Emotionen

Woran können wir die Bewertungen eines anderen Menschen erkennen? An seinen Emotionen: Die Wahrnehmung eines Menschen aktiviert ihn zu verbalem und nonverbalem Verhalten. Mit diesem Handeln reagiert der Mensch auf die Umweltsignale, die der Wahrnehmung ja zugrunde liegen. Dieses Verhalten nennen wir E-motion – die „Hinausbewegung“. Wir können das verbale und nonverbale Verhalten anderer Menschen unserseits wahrnehmen und durch unsere Bewertung mehr oder weniger genau auf die zugrundeliegenden Bewertungen des anderen Menschen schließen. Wie wir dies machen, werden wir in Kapitel 5 besprechen.

„In-motionen"

Nebenbei bemerkt: Unsere Bewertungen und Wahrnehmungen aktivieren uns auch nach innen und bestimmen unsere vegetative, hormonelle und immunologische Reaktionslage. Wir sprechen analog zur Emotion (dem Verhalten nach außen) von „Inmotion" – dem Verhalten nach innen.

Bewusstsein – die menschliche Großhirnrinde

Emotionen (und Inmotionen) sind also unbewusste Reaktionen der Nervensysteme von höheren Lebewesen auf ihre Umwelt. Sie sind ererbte und durch Erfahrung erlernte Verhaltensprogramme. Darauf aufbauend kommt beim menschlichen Nervensystem eine wichtige Funktion dazu: Erstmals in der Evolution wird ein biologisches Gewebe hinreichend komplex und damit hinreichend geordnet, dass es sich seiner selbst und seiner unbewussten Reaktionen bewusst werden kann – die Großhirnrinde (Kortex). Die Großhirnrinde eines Menschen besteht aus ungefähr 100 Milliarden Nervenzellen, die sich zu einem extrem komplexen Netzwerk zusammenbinden. Mit ungefähr zwei Prozent ihrer Zellen steht die Großhirnrinde mit anderen Gehirnteilen in Verbindung. Sie ist also so etwas wie ein Sinnesorgan nach innen: Sie erfühlt die aktuellen emotionalen und inmotionalen Reaktionslagen und bewertet sie. Jetzt sprechen wir von Gefühlen wie Wut, Zorn, Ärger, Gelassenheit, Angst, Sorge, Zuversicht, Optimismus und so weiter. Gefühle entstehen also dadurch, dass uns unsere Emotionen (und Inmotionen) bewusst werden, dass wir sie bewusst fühlen und bewerten.

Wie ein Sinnesorgan nach innen

Gefühle

Denken, Entscheiden und Handeln – unbewusst und bewusst!

Die anderen 98 Prozent der Zellen der Großhirnrinde sind ausschließlich untereinander verbunden. Sie beschäftigen sich „nur" mit sich selbst – sie denken: Sie bilden Begriffe, fällen Urteile, erkennen Zusammenhänge und treffen Entscheidungen, die sie „nach unten" an andere Teile des Nervensystems zur verbalen und nonverbalen Ausführung weitergeben. Wieder geschieht dabei das Meiste unbewusst. Aber mit der Großhirnrinde können wir auch bewusst erkennen, bewusst denken, bewusst entscheiden und bewusst handeln. So können wir uns selbst wahrnehmen, selbst regulieren und selbst motivieren.

Selbstwahrnehmung, Selbstregulierung, Selbstmotivation

Selbstwahrnehmung, Selbstregulierung und Selbstmotivation sind die persönlichen Teilkompetenzen der Emotionalen Intelligenz. Mit diesen Kompetenzen kann der Mensch sein Denken, Entscheiden und Handeln bewusst steuern.

Emotionale Intelligenz im Umgang mit sich selbst bedeutet also (Abb. 1-3)

- die eigenen Gefühlszustände bewusst wahrzunehmen,
- die eigenen Gefühlszustände – und damit das eigene Verhalten – zu regulieren und zu steuern,

Abb. 1-3: Emotionale Intelligenz im Umgang mit uns selbst

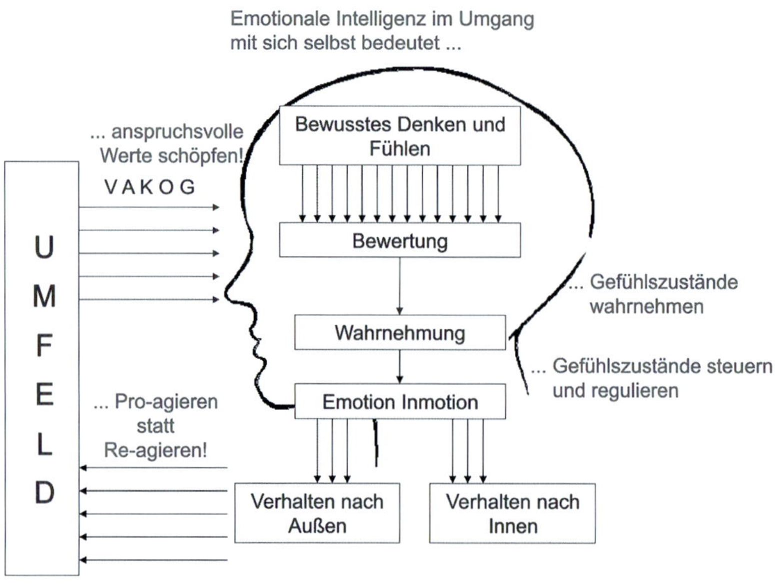

- schöpferisch auf die Umwelt einzuwirken – zu pro-agieren anstatt zu re-agieren,
- anspruchsvolle Werte zu schöpfen und *Flow*-Zustände zu erzeugen

Dominanz des Unterbewusstseins

Allerdings dürfen uns diese Erkenntnisse und Kompetenzen nicht dazu verleiten, beim Menschen nun eine unbegrenzte Freiheit des Handelns anzunehmen. Auch menschliches Verhalten ist vor allem vom Unterbewusstsein bestimmt: Wir können unser bewusstes Denken, Entscheiden und Handeln nicht einfach von unbewussten Voraussetzungen, Prozessen und Einflüssen „entkoppeln“. Aber wir können auf unser Unterbewusstsein bewussten Einfluss nehmen – zwar nicht unmittelbar, aber mit der Zeit.

Zusammenfassung

Nun fassen wir die Antworten auf unsere Eingangsfragen zusammen:

Mit Hilfe der einfachen Denkmodelle des Werteschöpfungsprinzips und des Modells menschlichen Verhaltens können wir unsere eigenen Motive und Emotionen, unser Denken, Entscheiden, Fühlen und Handeln erklären und verstehen.

Dieses Verständnis ist die Voraussetzung dafür, dass wir mit Hilfe bestimmter Kompetenzen auf unser Verhalten Einfluss nehmen können: Diese Kompetenzen nennen wir die persönlichen Teilkompetenzen der Emotionalen Intelligenz – Selbstwahrnehmung, Selbstregulierung und Selbstmotivation. Der kompetente Umgang mit uns selbst ist die Voraussetzung dafür, dass wir auch mit unseren Patienten angemessen umgehen können.

Das Werteschöpfungsprinzip und das Modell menschlichen Verhaltens ermöglichen uns auch, das Verhalten anderer Menschen einzuschätzen und die grundlegenden Motive ihres Verhaltens zu erkennen. Dies kann uns aber nicht vollständig gelingen. Es wird immer ein mehr oder weniger großer Rest von Ungewissheit in der Beurteilung anderer Menschen bleiben.

Die wichtigste Fähigkeit, die wir im Umgang mit unseren Patienten dazu brauchen, nennen wir Empathie (Einfühlungsvermögen). Sie ist eine der beiden sozialen Teilkompetenzen der Emotionalen Intelligenz. Die zweite Teilkompetenz der Emotionalen Intelligenz im Umgang mit anderen Menschen ist die Beziehungs- bzw. Kommunikationskompetenz. Beides – Empathie und Kommunikationskompetenz – besprechen wir ausführlich in Kapitel 5.

Bei all dem müssen wir bedenken: Wir können andere Menschen nicht motivieren. Wir können aber Rahmenbedingungen schaffen, in denen andere Menschen ihre Werte schöpfen können. Die Motivation dazu muss aus ihnen selbst kommen.

Im folgenden Kapitel stellen wir auf der Basis des Werteschöpfungsprinzips und des Modells menschlichen Verhaltens strategische Überlegungen an: Wir bestimmen die grundlegende Ausrichtung unseres eigenen Denkens, Entscheidens und Handelns im Umgang mit uns selbst und mit anderen.

Kapitel 2

Patienting – Woran Sie sich bei Ihrer Patientenführung orientieren!

Inhalte und Fragestellungen des Kapitels

In diesem Kapitel stellen wir strategische Überlegungen an: Wir bestimmen die allgemeine und grundlegende Ausrichtung unseres beruflichen Denkens, Entscheidens und Handelns im Umgang mit uns selbst und mit anderen. Wir gehen zunächst von uns selbst aus und fragen:

- Was sind unsere Talente, unser Wissen und Können?
- Wie wollen wir unseren Beruf ausüben? Welche Werte wollen wir unseren Patienten schöpfbar machen?
- Welche Werte wollen wir schöpfen? Was ist der Sinn unserer beruflichen Tätigkeit?
- Welchen Auftrag wollen wir erfüllen? Wie geht das bestmöglich?
- Wie setzen wir unseren Auftrag bestmöglich um? Was müssen wir dafür tun?

Wir selbst!

Der Umgang mit anderen Menschen kann nur gelingen, wenn wir mit uns selbst im Reinen und im Klaren sind. Es hat keinen Sinn, von vorne herein den anderen ins Zentrum des eigenen Denkens, Entscheidens und Handelns zu stellen. Im Gegenteil: Wir halten das für unverantwortlich. Der andere Mensch vertraut uns und rechnet mit unserer kompetenten Unterstützung. Wie aber wollen wir anderen helfen, wenn wir uns selbst nicht helfen können? Wie gesagt: Der Umgang mit anderen Menschen kann nur gelingen, wenn wir mit uns selbst im Reinen und im Klaren sind. Deshalb beginnen wir mit unseren Überlegungen bei uns selbst.

Wenn Sie sich auf Ihre Talente, Ihr Wissen und Ihre Fähigkeiten konzentrieren und in diesem Sinne Ihren Beruf ausüben, steht Ihrem beruflichen Erfolg und Ihrer Lebensqualität nichts mehr im Wege. Sie werden die richtigen Patienten finden und genügend davon haben – egal wie die gesundheitspolitischen Rahmenbedingungen auch immer aussehen mögen.

Unsere Patienten!

Mit der gewonnenen Klarheit über uns selbst wenden wir uns dann den Patienten zu:

- Welche Werte wollen unsere Patienten schöpfen?
- Wie müssen unsere Dienstleistungen gestaltet sein, um unseren Patienten ihre Werte schöpfbar zu machen?
- Wie müssen wir unsere Dienstleistungen erbringen, um unseren Patienten ihre Werte schöpfbar zu machen?

Ziel

Das Ziel unserer Patientenorientierung ist, die richtigen (genau zu uns passenden) Patienten zu gewinnen und zu binden.

Werteschöpfungsangebote

Dies schaffen wir, indem wir individuell genau passende, einzigartige, unverzichtbare, nicht austauschbare, unverkennbare fachliche und Service-Angebote zur Werteschöpfung für ganz bestimmte Patienten anbieten.

Wir nennen diese Art der Patientenorientierung „Patienting“: Marketing für Patienten. Der Begriff „Marketing“ wird im medizinischen Konzept oft als anrüchig wahrgenommen. Das gilt zweifellos für Marketing im überkommenen Sinne: Die eigene Leistung wird marktschreierisch herausgestellt; das Streben nach finanziellem Gewinn steht über allem; die

Dienstleistung ist wichtiger als der Mensch. Patienting ist das alles nicht!

Patienting

> Im Patienting stehen die Werteschöpfung und damit der Nutzen des Patienten im Mittelpunkt. Die individuellen Talente, Wissen und Können der Leistungserbringer dienen diesem Nutzen. In diesem Rahmen der Patientenorientierung gestalten und erbringen wir unsere medizinischen Dienstleistungen.

So paradox es klingen mag: Die Patientenorientierung kann nur gelingen, wenn wir zunächst – vordergründig ganz egoistisch – von uns selbst ausgehen. Wir können unseren Patienten am besten Nutzen spenden, wenn wir ihnen unsere individuellen Talente, unser Wissen und unsere Fähigkeiten anbieten. Dienstleistungen zu erbringen, die nicht unseren Fähigkeiten entsprechen, wäre unredlich. Wir besinnen uns auf unsere Stärken. Damit haben wir am meisten Erfolg. Damit nutzen wir dem Patienten am meisten. Entsprechend formulieren wir das „Credo" des Patienting:

Unsere Fähigkeiten

Das „Credo" des Patienting

> Ich entwickle Produkte und Dienstleistungen ausschließlich auf der Basis meiner besonderen Talente, meines Wissen, meiner Fähigkeiten und Rahmenbedingungen sowie auf der Basis der Werte, die ich schöpfen will. Dadurch spende ich meinen Patienten am meisten Nutzen.

Übrigens: Durch die Konzentration auf Ihre Stärken werden Ihre Dienstleistungen automatisch einzigartig und schwer kopierbar.

Appreciative Inquiry (kurz: AI) – wertschätzende Erkundung

Wir machen Sie nun mit einem Kommunikationsformat vertraut, das wir normalerweise im Umgang mit anderen Menschen nutzen: Es heißt Appreciative Inquiry (kurz: AI). Dieser englische Ausdruck kann als „wertschätzende Erkundung" übersetzt werden. Im AI stellen wir unseren Gesprächspartnern Fragen, die bewertende Antworten erfordern, oder wir fordern sie auf, bestimmte Begebenheiten in ihrem Leben zu erzählen. Zum Beispiel: „Was war Ihr schönster Urlaub? Bitte erzählen Sie von Ihrem schönsten Urlaub!“

Wann immer Menschen solche Fragen beantworten oder aus ihrem Leben erzählen, bewerten sie. Das heißt: In ihren Antworten und Erzählungen erkennen wir die Werte, die sie schöpfen wollen. Zum Beispiel eine Antwort auf die Frage nach dem Urlaub: „Das war in Italien vor vielen Jahren. Damals waren die Strände und Hotels noch nicht so überlaufen. Ich konnte den ganzen Tag nur faul am Strand liegen und mich ausruhen. Erholung pur! Niemand störte mich. Kein Besichtigungsstress, kein Beziehungsstress, kein Telefonstress „Es ist leicht, in diesen Aussagen die geschöpften Werte zu erkennen: Ruhe, Abgeschiedenheit, Ungestörtheit und Erholung. Selbst negative Aussagen und Beschwerden helfen uns weiter: Aus solchen Aussagen können wir die Werte heraushören, die gefehlt haben und die man gerne geschöpft hätte. Übrigens: Wir bewerten in unseren Gesprächen fast immer. Es ist selten, dass Menschen wertneutrale Aussagen machen. Mit einiger Übung können wir in jedem Gespräch herausfinden, welche Werte unser Gegenüber schöpfen will. Im Grunde müssen wir nur genau hinhören – und die richtigen Fragen stellen. Darauf werden wir später zurückkommen.

AI-Fragen zur Evaluierung der eigenen Werte

Nun aber setzen Sie das AI bei sich selber ein. Sie erkunden Ihre eigenen Werte. Bitte nehmen Sie sich Zeit, die folgenden Fragen zu beantworten:

- Was sind meine besonderen Talente und Kompetenzen?
- Was mache ich besonders gerne?
- Was verstehe ich unter Medizin/Psychologie/Physiotherapie …?
- Welche besonderen Produkte und Dienstleistungen kann ich anbieten?
- Was ist mir wichtig, wenn ich meiner beruflichen Tätigkeit nachgehe? Wie will ich meinen Beruf ausüben?

- Welche Werte will ich in meinem beruflichen Leben schöpfen?
- Was sind die Highlights in meinem Leben?
- Welche Werte will ich in meinem privaten Leben schöpfen?

Die Erkundung Ihrer eigenen Werte ist die Basis Ihres weiteren Vorgehens im Patienting. Erst wenn Sie sich über Ihre eigenen Bedürfnisse nach Werteschöpfung im Klaren sind, können Sie die Bedürfnisse anderer Menschen nach Werteschöpfung befriedigen. Und zwar nicht die Bedürfnisse aller Menschen, sondern genau die Bedürfnisse derjenigen Menschen, die zu Ihnen passen. Nehmen Sie sich also genügend Zeit, Ihre eigenen Werte zu evaluieren! Sprechen Sie mit Personen Ihres Vertrauens darüber! Und vor allem: Schreiben Sie Ihre Antworten auf!

Ein Beispiel

Auf meiner (Wühr) Website www.zahnarztpraxis-dr-wuehr.de können Sie nachlesen, wie ich diese Fragen in Bezug auf meine berufliche Tätigkeit beantworte. Dort beschreibe ich, was ich mir unter Zahnmedizin vorstelle, wie ich Zahnmedizin ausüben will. Ich schildere dem potenziellen Patienten, wie und nach welchen prinzipiellen Werten ich ihn behandeln werde: „Das ist mir wichtig bei Ihrer Behandlung!" Nun kann der Patient entscheiden, ob er zu mir passt, ob er erwartet, dass er seine Werte durch meine Behandlung schöpfen wird. Vordergründig mag dieses Vorgehen egoistisch klingen. Eigentlich aber ist es offen und ehrlich: „Das weiß ich und das kann ich. So werde ich es machen. Ich werde mein Bestes geben. Bitte entscheiden Sie selbst, lieber Patient, ob ich damit für Sie nützlich sein kann!" Dies ist verantwortungsbewusste Patientenorientierung.

Lieblingspatienten

So finden Sie auch diejenigen Patienten, die genau zu Ihnen passen. Übrigens: Solche Patienten haben Sie bereits zur Genüge. Überlegen Sie doch mal kurz:

- Wer sind Ihre Lieblingspatienten?

Wir sind sicher: Sofort werden Ihnen einige Namen einfallen. Das sind genau die Patienten, die zu Ihrer eigenen Werteschöpfung passen. Nehmen Sie sich jetzt Zeit, die Werte dieser Menschen zu erkunden! Versetzen Sie sich in die Lage dieser Patienten! Beantworten Sie die folgenden Fragen:

- Welche besonderen Erlebnisse habe ich mit meinen Lieblingspatienten?
- Was ist meinen Lieblingspatienten wichtig? Welche Werte wollen sie schöpfen? Was ist meinen Lieblingspatienten am wichtigsten?
- Welche Produkte und Dienstleistungen machen meinen Lieblingspatienten diese Werte schöpfbar?

Patienten direkt befragen

Schreiben Sie die Antworten auf! Sie werden sich Ihrer eigenen Werteschöpfung klarer und auch der Werte Ihrer Lieblingspatienten. Sie können aber noch weiter gehen: Sprechen Sie mit diesen Patienten! Erkunden Sie ihre Werte im direkten Gespräch mit Ihnen, zum Beispiel bei einem Abendessen: Laden Sie einen Ihrer Lieblingspatienten zu Ihrem Lieblingsitaliener ein! Wundern Sie sich nicht, wenn auch Ihr Lieblingspatient italienisches Essen mag! Seine Werteschöpfung und ihre Werteschöpfung passen zusammen – nicht nur in Ihrer beruflichen Tätigkeit. Mit folgenden AI-Fragen können Sie die Werte Ihres Lieblingspatienten „hervorlocken“:

- Welche positiven Erlebnisse hatten Sie mit unserer Praxis?
- Welche negativen Erlebnisse hatten Sie mit unserer Praxis? Was hätten Sie stattdessen lieber erlebt?
- Wo waren Sie früher Patient? Aus welchem Grund sind Sie da weggegangen?
- Wo sind Sie noch Patient? Welche Erfahrungen machen Sie dort?
- Welche Leistungen vermissen Sie bei uns?
- Werden Sie bei uns Patient bleiben? Aus welchen Gründen werden Sie bei uns bleiben?

- Werden Sie uns weiter empfehlen? Aus welchen Gründen werden Sie uns weiterempfehlen?

Wichtig: Klären Sie Ihren Gesprächspartner zu Beginn des Gesprächs darüber auf, mit welcher Absicht Sie ihn eingeladen haben und warum Sie ihm solche Fragen stellen. Sagen Sie ihm, dass Sie herausfinden wollen, was ihm in der beruflichen Beziehung mit Ihnen wichtig ist. Er soll wissen, dass Sie mit seiner Hilfe Ihre Patientenorientierung weiter verbessern wollen.

Kundenverhalten

Wie grundlegend wichtig die Patientenorientierung für unseren beruflichen Erfolg ist, können wir aus Untersuchungen von Kundenverhalten in anderen Branchen ableiten:

- Kunden, deren Er-*wart*-ungen (Werte) deutlich untertroffen werden, sind enttäuscht. Sie kommen nicht wieder und sie erzählen anderen Menschen von ihren negativen Erfahrungen.
- Kunden, deren Erwartungen untertroffen werden, kommen nicht wieder.
- Kunden, deren Erwartungen erfüllt werden, sind zufrieden. Sie kommen wieder. Aber nur, wenn sie auch für ihren nächsten Besuch erwarten, ihre Werte schöpfen zu können. Sobald sie meinen, woanders ihre Werte besser schöpfen zu können, werden sie wechseln. Achtung: Zufriedene Kunden sind wechselbereit! So paradox es klingen mag! Aber nicht die Zufriedenheit zählt, sondern die beim nächsten Kontakt erwartete Werteschöpfung.
- Kunden, deren Erwartungen übertroffen werden, sind loyal. Es besteht eine hohe Tendenz, dass sie wiederkommen werden.
- Kunden, deren Erwartungen deutlich übertroffen werden, sind begeistert. Sie werden wiederkommen und anderen Menschen von ihren positiven Erfahrungen erzählen.

Die Patientenzufriedenheit korreliert nicht mit seiner Loyalität bzw. seiner Bindung an die Praxis!

Es mag Sie verblüffen: Aber die Zufriedenheit von Patienten korreliert nicht mit seiner Loyalität bzw. seiner Bindung an unsere Praxis. Dies können wir aus Studien der Wirtschaftspsychologie ableiten. Zum Beispiel sind Menschen, die sich ein neues Auto kaufen, meist mit ihrem alten Auto zufrieden. Sie kaufen sich das neue Auto, weil Sie sich damit eine bessere Schöpfung ihrer Werte erwarten. Also: Unsere Patienten werden nicht deshalb wiederkommen, weil sie mit unseren (vergangenen) Leistungen zufrieden waren. Sie werden wiederkommen, weil sie auch beim nächsten Besuch erwarten, dass sie ihre Werte schöpfen werden. Sobald sie meinen, woanders ihre Werte besser schöpfen zu können, werden sie dorthin wechseln.

Das Werteschöpfungsmodell der Arzt-Patienten-Beziehung

Nun sind Sie sich über Ihre eigene Werteschöpfung und die ihrer Patienten im Klaren, und wir kommen zum nächsten Schritt in Ihrem Patienting: Sie formulieren Ihren selbstgewählten Auftrag. Sie bestimmen, welchen Auftrag Sie in Ihrem beruflichen Leben erfüllen wollen. Schauen Sie sich zunächst die Abbildung 2-1 an: Sie beschreibt das Werteschöpfungsmodell in der Beziehung von Arzt/Therapeut und Patient. Der Patient will bestimmte Werte schöpfen. Dies tut er durch die Nutzung bestimmter Informationen und Dienstleistungen sowie bestimmter Produkte. Auch der Arzt/Therapeut und sein Team wollen bestimmte Werte schöpfen. Sie tun dies, indem Sie bestimmte Dienstleistungen und Produkte anbieten. Wir haben also zwei Werteschöpfungsketten: Die des Patienten und die des Arztes/Therapeuten und seines Teams. Ob die Beziehung zwischen Patient und Praxis zustande kommt, hängt davon ab, wie die beiden Werteschöpfungsketten zusammenpassen. Sie passen gut zusammen, wenn beide Parteien in der Beziehung ihre Werte gleichzeitig schöpfen können. Je mehr solche Schnittstellen bestehen, desto intensiver und beständiger ist die Beziehung. Mitbewerber wollen sich in diese Beziehung hineindrängen, indem sie dem Patienten bessere Werteschöpfungen anbieten. Unsere

Komplementoren fördern die Beziehung zum Patienten: Sie sind Anbieter, die die gleichen Patienten ansprechen, aber mit anderen Angeboten als wir. Zum Beispiel andere Ärzte oder Therapeuten oder Medizinprodukteanbieter. Wenn diese Komplementoren uns mit ihren Dienstleistungen und Produkten in einem interdisziplinären Netzwerk unterstützen, nennen wir sie Netzwerkpartner.

Abb. 2-1: Das Werteschöpfungsmodell der Arzt/ Therapeut-Patientenbeziehung

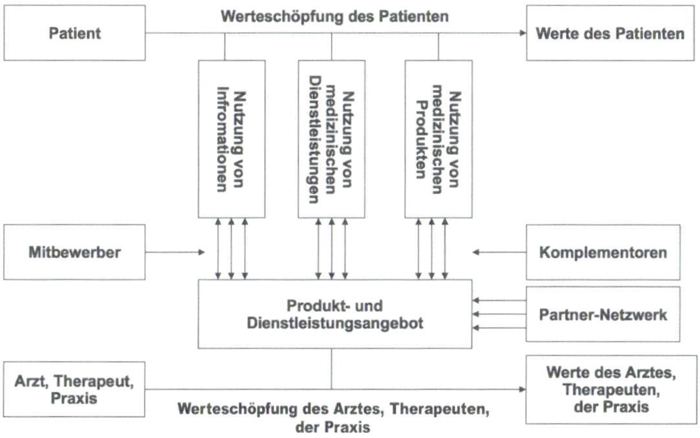

Nun aber zur Formulierung Ihres Auftrags: Sie müssen sich über die Werte Ihrer Patienten, ihre eigenen Werte bzw. die Werte Ihres Praxisteams und ihre Angebote im Klaren sein (siehe oben). Dann können Sie Ihren Auftrag formulieren:

Ihr selbstgewählter Auftrag

Es ist mein beruflicher Auftrag, meinen Patienten *[genau definieren]* Werte *[genau definieren]* schöpfbar zu machen, indem ich ihnen Dienstleistungen *[genau definieren]* liefere. Dadurch schöpfe ich meine Werte *[genau definieren]*.

Bei der Erfüllung dieses Auftrags unterstützen mich Komplementoren *[genau definieren]* und Netzwerkpartner *[genau definieren]* durch Maßnahmen *[genau definieren]*.

Dies ist die allgemeine Formulierung eines Auftrags. Natürlich legen Sie Patienten, Patientenwerte, Dienstleistungen, eigene Werte und so weiter genau fest und formulieren den Auftrag in gutem Deutsch. Lernen Sie Ihren Auftrag auswendig! Er muss Ihnen in Fleisch und Blut übergehen. Dies gilt auch für Ihre Mitarbeiter. Was die Klarheit Ihres Auftrags für Ihre Mitarbeiter bedeutet oder wie Sie sogar mit Ihren Mitarbeitern zusammen einen gemeinsamen Auftrag formulieren können, werden wir in Kapitel 3 beschreiben. Sprechen Sie auch mit Ihren Komplementoren und Netzwerkpartnern! Auch sie sollen wissen, was Sie sich selbst für einen Auftrag in Ihrem beruflichen Leben geben. Das Gleiche gilt für Ihre Patienten. Die Klarheit Ihres Auftrags wird vieles in Ihrem beruflichen Leben automatisch zum Besseren verändern

Kapitel 3: Mit den Mitarbeitern einen gemeinsamen Auftrag entwickeln

Aber Sie können noch mehr tun. Der nächste Schritt betrifft Ihre Weiterentwicklung. Überlegen Sie sich Antworten auf folgende Fragen:

- Wie könnte die bestmögliche Erfüllung Ihres Auftrags aussehen? Was kann Ihre Spitzenleistung sein?
- Sie können Ihre Praxis nach eigenem Belieben weiterentwickeln und sogar radikal verändern: Welche drei Dinge werden Sie tun, um Ihre Vitalität und Kraft sowie Ihren Erfolg nachhaltig zu steigern?
- Es ist fünf Jahre später, und Sie sind zusammen mit Ihrem Team über Ihre kühnsten Träume hinaus erfolgreich geworden: Wie hat sich Ihre berufliche Tätigkeit und Ihre Praxis verändert?

Zukunftsszenario

Stellen Sie sich die bestmögliche Erfüllung Ihres Auftrags vor Ihrem „geistigen Auge“ vor! Beschreiben Sie möglichst genau, wie die bestmögliche Erfüllung Ihres Auftrags als Ihre persönliche Spitzenleistung in fünf Jahren ablaufen wird! Diese Vorstellung bzw. Beschreibung nennen wir ein Zukunftsszenario. Sie können auch den häufig gebrauchten Begriff „Vision“ verwenden. Ihre Vision bzw. Ihr Zukunftsszenario gibt Ihnen die Richtung für Ihre weitere berufliche Entwicklung vor.

Die Klarheit eines Zukunftsszenarios hat folgende Wirkung (Abb. 2-2): Sie geben Ihrem Denken, Entscheiden und Handeln eine Richtung in der Zeit. Alles, was Ihnen an Chancen und Menschen begegnen wird, können Sie an dieser Ausrichtung beurteilen: Passt sie/er/es in Ihr Zukunftsszenario? Geht sie/er/es in die gleiche Richtung wie Sie? Wenn ja: Greifen Sie zu! Wenn nein: Lassen Sie es sein!

Durch Ausrichtung entsteht Klarheit für alle Beteiligten!

Abb. 2-2: Zeitausrichtung an einem Zukunftsszenario und kreative Lücke

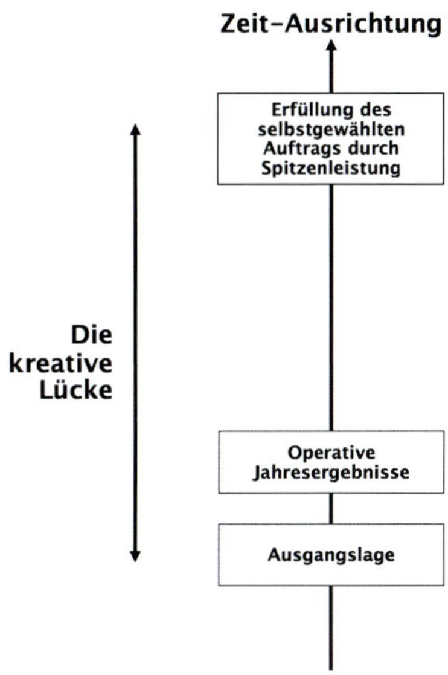

Und noch eine Wirkung hat die Klarheit eines Zukunftsszenarios: Sie schafft eine „kreative Lücke". Es besteht eine Lücke zwischen dem Zustand heute und dem Zukunftsszenario. Diese Lücke will Ihr Unterbewusstsein schließen. Es produziert automatisch kreative Ideen, Entscheidungen und Handlungen, die der Überbrückung der Lücke dienen. Die Lücke schließt sich. Wichtig: Bei sich schließender Lücke zwischen gegenwärtigem Zustand und Zukunftsszenario müssen Sie rechtzeitig ein neues, noch besseres Szenario formulieren. Das Zukunftsszenario darf seine Anziehungskraft nicht verlieren.

Die „kreative" Lücke

Operative Umsetzung

Mit dieser Ausrichtung vor Augen, können Sie an die konkrete Umsetzung Ihres Auftrags gehen: Formulieren Sie Ihre operativen Jahresergebnisse! Planen Sie nie mehr als ein Jahr im Voraus! Die Vorstellung Ihres (idealen) Zukunftsszenarios soll immer fünf Jahre voraus sein. Konkrete Umsetzungspläne betreffen aber immer nur das nächste Jahr (Abb. 2-2).

Der Outcome-Prozess

Ergebnisse formulieren – nicht Ziele!

Auch bei der Umsetzung Ihres Auftrags gehen Sie systematisch vor. Wir nennen diese Vorgehensweise den Outcome-Prozess. Dabei formulieren Sie keine Ziele, sondern Ergebnisse (englisch: Outcomes): An einem vorliegenden Ergebnis können Sie sinnlich erkennen, dass Sie das betreffende Ziel erreicht haben. Dies mag spitzfindig klingen, ist aber aus psychologischer Sicht sehr wichtig. Ein Ziel ist sprachlich oft zu abstrakt formuliert und wird unterbewusst nicht akzeptiert. Ergebnisse dagegen sind sinnlich formuliert. Nehmen wir zum Beispiel die folgende Zielformulierung: „Ich will mein Gewicht reduzieren." Aus eigener leidlicher Erfahrung wissen manche von uns, dass dieses Ziel oft nicht erreicht wird. Die entsprechende sinnliche Ergebnisformulierung wäre: „Ich werde auf meiner Waage die Zahl ‚X' sehen. Ich werde die Komplimente meiner Freunde hören, denen meine Gewichtsabnahme aufgefallen ist. Ich werde spüren, wie mir das Treppensteigen leichter fällt ..." Solche sinnesspezifischen Formulierungen haben eine große Chance sich stärker im Unterbewusstsein zu verankern als abstrakte Zielformulierungen. Ihr unterbewusstes Denken, Entscheiden und Handeln wird am Erreichen der Ergebnisse arbeiten. Die Chance der Verwirklichung der geplanten Ergebnisse steigt.

Im Outcome-Prozess beantworten Sie (am besten wieder schriftlich) folgende Fragen:

Fragen des Outcome-Prozesses

- Welche Ergebnisse müssen am Ende des nächsten Jahres vorliegen, um meiner Vorstellung von der bestmöglichen Erfüllung meines beruflichen Auftrags näher zu kommen?

- Welche dieser Ergebnisse bringen den meisten Nutzen?
- Welche Maßnahmen müssen ergriffen werden, damit diese Ergebnisse am Ende des nächsten Jahres vorliegen?
- Wer muss bis wann diese Maßnahmen durchführen? Wer ist für diese Maßnahmen verantwortlich?
- Welche Ressourcen (Menschen, Sachmittel, Zeit, Geld) brauche ich/brauchen wir, um diese Maßnahmen durchführen können? Wie kann ich/können wir diese Ressourcen beschaffen?
- Welche Hindernisse stehen der Durchführung dieser Maßnahmen im Weg? Wie kann ich/können wir die Hindernisse beseitigen oder umgehen? Welche Ressourcen brauche ich/brauchen wir dazu?

Streben Sie die Ergebnisse mit dem größten Nutzen an!

Konzentrieren Sie sich auf diejenigen Ergebnisse, die am wichtigsten sind und Ihnen den größten Nutzen bringen. Dort hat Ihr Handeln die größte Wirkung. Dort sollen Sie „den Hebel ansetzen“.

Nehmen Sie sich nicht zu viel vor! Ein Zukunftsszenario kann ruhig hoch gesteckt sein. Je höher, desto besser oft seine Anziehungskraft. Dies gilt nicht für einen konkreten Umsetzungsplan. Die angestrebten Ergebnisse sollten leicht zu erreichen sein. Und wenn Sie Ihre Jahresergebnisse schon nach einem halben Jahr erreicht haben? Dann hindert Sie doch nichts daran, sich sofort wieder hinzusetzen und einen neuen Jahresplan zu erstellen…

Zusammenfassung

Fassen wir zusammen: Sie haben in diesem Kapitel zunächst Ihre eigenen Werte und dann die Werte Ihrer Lieblingspatienten bestimmt. Daran haben Sie Ihre persönliche Patientenführung orientiert: Sie haben sich selbst einen beruflichen Auftrag gegeben. Mit der Formulierung der bestmöglichen Erfüllung dieses Auftrags als Ihre persönliche Spitzenleistung haben Sie ein Zukunftsszenario beschrieben und sich eine Ausrichtung in der Zeit gegeben. Dadurch ist in Ihrem Unterbewusstsein eine kreative Lücke entstanden, an der sich Ihr Denken, Entscheiden und Handeln automatisch orientiert. Zusätzlich haben Sie den Outcome-Prozess durchlaufen: Sie haben die Ergebnisse beschrieben, die Sie im nächsten Jahr erreicht haben wollen. Sie haben ebenso die Maßnahmen geplant, die ergriffen werden müssen, um die gewünschten Ergebnisse zu erreichen. Sie haben bestimmt, welche Ressourcen dazu notwendig sind und welche Hindernisse Sie zu überwinden haben.

Dies alles ist ein langwieriger Prozess. Allein mit diesem Kapitel können Sie sich wochen- oder sogar monatelang beschäftigen. Diese Arbeit ist grundlegend. Lassen Sie sie nicht aus! Sie werden es später leichter haben. Nehmen Sie sich Zeit! Beziehen Sie andere Menschen ein! Und durchlaufen Sie diesen Prozess regelmäßig. Zum Beispiel am Ende eines Jahres für das nächste Jahr. Wir wünschen dabei viel Erfolg!

Kapitel 3

Team- und Mitarbeiterführung

Die medizinische Dienstleistung wird meist im Kontext von Teams erbracht: Teams in der ärztlichen Praxis, im Krankenhaus und so weiter. Selbst ein Therapeut, der vordergründig alleine arbeitet (zum Beispiel ein Psychologe in seiner Einzelpraxis), ist eingebunden in ein Netzwerk von Ko-Therapeuten und Zuweisern.

Nur im Kontext eines funktionierenden Teams kann uns der erfolgreiche Umgang mit unseren Patienten gelingen. Es gilt der Grundsatz: „Nicht die Summe der besten Einzelleistungen liefert das beste Teamergebnis, sondern die am besten aufeinander abgestimmten Leistungen." Dementsprechend erweitert sich in diesem Kapitel unser Blick auf einen erfolgreichen und angemessenen Umgang mit unseren Mitarbeitern, Kollegen und Netzwerkpartnern. Natürlich wünschen wir uns alle ein „Hochleistungsteam", damit wir für unsere Patienten optimalen Nutzen spenden können. Dabei drängt sich die Frage auf:

- Was kennzeichnet eigentlich ein Hochleistungsteam? Welche Wertewelt herrscht in erfolgreichen Teams und Unternehmen?

Kennzeichen und Wertewelt eines Hochleistungsteams

Diese Frage haben wir im Rahmen unserer Beratungstätigkeit bezüglich der Entwicklung von Arbeitsgruppen unseren Kunden gestellt. Folgende Antworten haben wir erhalten:

Team-ausrichtung

- Hochleistungsteams entwickeln/haben einen gemeinsamen Team-Auftrag. Sie richten sich an einer Spitzenleistung im Sinne einer bestmöglichen Erfüllung ihres Auftrags aus und streben diese Spitzenleistung gemeinsam an. Die Teamausrichtung ist die Basis für alle folgenden Kennzeichen eines Hochleistungsteams.

Teamproduktivität und Teamkreativität

- Hochleistungsteams sind produktive und rentable Teams. Die Menschen in diesen Teams binden ihre bestehenden Kunden durch qualitativ hochwertige und zuverlässige Leistungsangebote sowie einen besonderen Kundenservice. Hochleistungsteams sind kreativ und nehmen eine Vorreiterrolle für innovative Ideen, Konzepte und Leistungsangebote ein. Sie erzielen somit eine permanente Verbesserung der Qualität, Senkung der Kosten und Verbesserung der Liefertreue zum Kunden.

Teamgeist und Teamkommunikation

- Innerhalb eines Hochleistungsteams wird ein verständnisvoller, vertrauensvoller und respektvoller Umgang gepflegt! Die Teammitglieder gehen mit einer positiven Einstellung aufeinander zu und klären Konflikte im Sinne konstruktiver Lösungen vor dem Hintergrund des gemeinsamen Auftrags.

Teamleitung

- Hochleistungsteams steuern sich weitgehend selbst und fordern ihre Führungskräfte bei Bedarf. Insgesamt sorgen die Führungskräfte von Hochleistungsteams für Rahmenbedingungen, die eine bestmögliche Erfüllung des Teamauftrags gewährleisten. Es gilt für die Führungskräfte, die zu erzielenden Ergebnisse sinnvoll festzulegen und deren Erreichung zu kontrollieren.

Mitarbeiterführung

- Die einzelnen Teammitglieder sind Mitarbeiter mit hoher Produktivität und Leistungsbereitschaft sowie hoher Loyalität zum Unternehmen und hoher Kundenbindungskraft. Die Führungskräfte wählen die geeigneten Mitarbeiter aus, geben ihnen klare Aufträge und entwickeln deren individuelle Fähigkeiten weiter.

Inhalte dieses Kapitels

Jeder, der diese Aussagen hört, möchte sicherlich gerne in so einem Team mitarbeiten und dazu gehören. Wir hoffen, dass Sie diese oder ähnliche Erfahrungen nicht nur aus Büchern und Filmen kennen, sondern selbst schon erleben durften. Genau betrachtet sind es ein paar wesentliche Kernelemente, die eine erfolgreiche Teamarbeit und Teamentwicklung ermöglichen. In diesem Kapitel beschreiben wir einen systematischen Weg von einer Arbeitsgruppe zum Hochleistungsteam und beantworten folgende Fragen:

- Was sind die Aufgaben des Teamleiters? Welche Rollen spielt der Teamleiter?
- Wie machen wir aus einer Arbeitsgruppe ein Hochleistungsteam? Wie richten wir ein Team aus?
- Wie führen wir ein Team, damit sich Teamproduktivität und Teamkreativität entfalten?
- Wie führen wir das Team, damit Teamgeist entsteht? Wie ermöglichen wir eine optimale Teamkommunikation?
- Wie führen wir einzelne Mitarbeiter?

Der Teamleiter

Wir beginnen mit der Schlüsselfigur des gesamten Prozesses – dem Teamleiter. Dabei gehen wir davon aus, dass Sie, liebe Leserin, lieber Leser, in diese Rolle schlüpfen: Ihre Aufgabe ist es, aus Ihrer Arbeitsgruppe ein Hochleistungsteam zu formen.

Als Teamleiter müssen Sie in zwei Richtungen agieren: Nach außen handeln Sie vor allem gegenüber den Patienten und unter bestimmten Rahmenbedingungen. Nach innen handeln Sie gegenüber dem einzelnen Mitarbeiter und gegenüber dem gesamten Team als soziale Gruppe. Von diesen verschiedenen Handlungsrichtungen und Systemebenen leiten wir die Aufgaben eines Teamleiters ab:

- Aufgabe 1: Ausrichten des Teams an einem vorgegebenen Teamauftrag unter Beachtung der gegebenen Rahmenbedingungen

- Aufgabe 2: Schaffung und Förderung von Teamproduktivität und Teamkreativität durch die eigenverantwortliche Formulierung eines Zukunftsszenarios und Umsetzung eines entsprechenden operativen Maßnahmen- und Zeitplans, Kontrolle der Umsetzung
- Aufgabe 3: Schaffung und Förderung von Teamgeist und Teamkommunikation
- Aufgabe 4: Auswahl und Führung des einzelnen Mitarbeiters

„Eine Welt schaffen, der andere zugehören wollen!“

Das Prinzip der Führungskultur eines Teamleiters soll es sein, im Team und beim einzelnen Mitarbeiter möglichst viel Eigeninitiative und Eigenverantwortung zuzulassen. Seien Sie sich darüber im Klaren, dass Sie andere Menschen nicht motivieren können! Sie können aber als Teamleiter Rahmenbedingungen schaffen, in denen sich die Eigeninitiative und Eigenveranwortung anderer Menschen entfalten können. Der Teamleiter schafft „eine Welt, der andere zugehören wollen und in der sie ihre Talente, ihr Wissen und ihr Können einbringen wollen“.

Aufgabe 1: Das Team an einem Teamauftrag ausrichten (unter Beachtung der gesellschaftlichen und kulturellen Rahmenbedingungen)

Beginnen Sie die Teamausrichtung mit ihrer persönlichen Bestandsaufnahme. Eine solche Bestandsaufnahme schafft Klarheit in ihrem eigenen Denken. Je klarer Ihre persönliche Ausrichtung, umso erfolgreicher können Sie ihr Team ausrichten. Nehmen Sie sich als Teamleiter immer wieder die Zeit, in der Sie gezielt einige Schritte zurück treten und die Dinge von außen betrachten und bewerten:

- Wo befinden Sie sich und Ihr Team? Welche Rahmenbedingungen herrschen persönlich, wirtschaftlich, politisch, wissenschaftlich-technologisch, gesellschaftlich, ökologisch? Welche Veränderungen beobachten Sie? Welche Veränderungen erwarten Sie?
- Wo kommen Sie her? Mit welchen Vorstellungen, Erwartungen und Wünschen sind Sie gestartet? Was haben Sie seither erreicht? Was noch nicht?

- Wo möchten Sie mit Ihrem Team (noch) hin? Welche Erwartungen und Wünsche sind Ihnen für Ihre Zukunft wichtig?

Teamauftrag

In Kapitel 2 haben Sie eigenes Denken, Entscheiden und Handeln an einem selbstgewählten Auftrag und dem entsprechenden Zukunftsszenario ausgerichtet. Diesen Auftrag übertragen Sie auf Ihr Team: Als Teamleiter (und in der Regel Haupterbringer der medizinischen Dienstleistungen) haben Sie das Recht (und die Pflicht) dazu.

Natürlich können Sie in einem Teamworkshop das Team seinen Auftrag selbst finden und formulieren lassen. Sie gehen in diesem Teamworkshop so vor, wie wir es in Kapitel 2 für die Formulierung Ihres eigenen selbstgewählten Auftrags beschrieben haben. Hier ein Beispiel für einen Teamauftrag, wie wir ihn zusammen mit einem Praxisteam in einem zweitägigen Workshop entwickelt haben.

Beispiel eines Teamauftrags

Es ist der Auftrag unseres Teams, unseren Patienten (Rentner, Familien, Kinder, Jugendliche, chronisch Kranke, akut Kranke, Notfallpatienten, Hausbesuchspatienten, Schwerkranke/Palliativpatienten, psychisch kranke Patienten) als kompetenter Ansprechpartner vor Ort in einer angenehmen Atmosphäre, geprägt von Wertschätzung, Anerkennung und Respekt nützliche und hilfreiche medizinische-therapeutische Angebote zu machen.

Wir betrachten unsere Patienten als Menschen aus einer ganzheitlichen Perspektive. Eigenverantwortung und Mitbestimmung sind wesentliche Elemente einer gelingenden Zusammenarbeit.

Von unserer Seite bieten wir eine kompetente und gründliche Diagnostik sowie ein breitgefächertes medizinisches Angebot. Unsere Mitarbeiterinnen gewährleisten im persönlichen Kontakt eine hochqualifizierte Betreuung und unterstützen Sie bei der weiterführenden Behandlung durch kompetente Netzwerkpartner.

Es ist uns wichtig, mit unserem kompetenten Team umfassende medizinische Angebote machen zu können und dabei Wissen und Informationen zur langfristigen Gesunderhaltung unserer Patienten zu vermitteln.

Wir schätzen Begegnungen auf Augenhöhe sowie klare Zielsetzungen und eine erfolgsorientierte Haltung. Dies ermöglicht uns und unseren Patienten in gleicher Weise eine zufriedenstellende Zusammenarbeit.

Bei der Erfüllung dieses Auftrags unterstützen uns Fachärzte, Laborgemeinschaften, Lieferanten für medizinische Produkte, Apotheken, Sanitätshäuser, Pflegedienste, die Gemeindeverwaltung und ortsansässige Betriebe.

Aufgabe 2: Teamproduktivität und Teamkreativität fordern und fördern

Auf der Grundlage eines solchen Teamauftrags fordern Sie nun Ihr Team auf zu überlegen, wie sie sich die bestmögliche Erfüllung dieses Auftrags vorstellen. Dabei entwirft das Team eigenverantwortlich ein Zukunftsszenario. Konfrontieren Sie Ihr Team mit folgenden Fragen:

Zukunftsszenario

„Nehmen wir an, es sind fünf Jahre vergangen und unser Praxisteam hat sich über die Maßen erfolgreich entwickelt.

- Wie sieht unser Praxisalltag aus? Wie erfüllen wir unseren Auftrag?
- Welche Ergebnisse haben wir erreicht?
- Welche Patienten haben wir?
- Welche Produkte und Dienstleistungen haben wir entwickelt, um unseren Auftrag zu erfüllen?
- Mit welchen Gefühlen gehen wir in die Praxis und welche neuen Perspektiven tun sich für uns auf?“

Es geht darum, dieses Szenario einer erfolgreichen Zukunft wie eine Filmsequenz zu beschreiben. Alle Teammitglieder gestalten an diesen Bildern aktiv mit und fokussieren somit eine gemeinsame Entwicklungsrichtung!

Die „Realisten" unter uns werden jetzt natürlich sagen: Das ist doch alles nur erfunden und weit weg von unserer Realität. Stimmt! Und: Es ist eine Realität, die aus dem Team heraus geträumt und entwickelt wird. Somit sind die Vorstellungen unmittelbar mit den beteiligten Menschen verknüpft. Wir spinnen (im doppelten Sinne) eine wünschenswerte Zukunft! Dadurch richten wir unser bewusstes und unbewusstes Fühlen, Denken und Handeln aus. Durch diese Ausrichtung entsteht Klarheit für alle Beteiligten!

Die „kreative Lücke"

Sehen Sie sich bitte die Abbildung 2-2 nochmal an! Dort ist die Wirkung eines Zukunftsszenarios auf die Kreativität der Beteiligten dargestellt. Zwischen der Ausgangslage (gegenwärtige Erfüllung des Teamauftrags) und dem Zukunftsszenario (bestmögliche Erfüllung des Teamauftrags in der Zukunft) besteht eine Lücke. Sind sich die beteiligten Menschen dieser Lücke bewusst, so wird automatisch ihre Kreativität aktiviert. Das Team entwickelt kreative Ideen, um die Lücke zu schließen. Wir sprechen deshalb von der „kreativen Lücke".

Ausgangslage – Wertschätzung der Ressourcen

Was uns also noch fehlt, ist die Ausgangslage. Stellen Sie Ihrem Tema die Frage

- Was machen wir bereits im Sinne unseres Auftrags erfolgreich?

Viel zu leicht geraten die Dinge, die uns gelingen und wünschenswert sind in den Hintergrund. Es scheint ein menschliches Phänomen zu sein, erfolgreiche Entwicklungen als selbstverständlich und nicht weiter erwähnenswert zu betrachten. Probleme und Schwierigkeiten scheinen da viel attraktiver. Auf jeden Fall behalten wir diese länger und intensiver in unserem Bewusstsein. Mal ehrlich: „Gibt es irgendwelche Probleme?" fragt ein Chef doch öfter als, „Was ist uns heute alles gut gelungen?"

Operative Umsetzung mit dem Outcome-Prozess

Nun kennen Sie und Ihr Team sowohl die Ausgangslage als auch das anzustrebende Zukunftsszenario. Mit dieser Ausrichtung vor Augen, können Sie nun die konkrete Umsetzung Ihres Auftrags angehen. Sie lassen Ihr Team Antworten auf die folgenden Fragen finden:

Fragen des Outcome-Prozesses

- Welche Ergebnisse müssen am Ende des nächsten Jahres vorliegen, um unserer Vorstellung von der bestmöglichen Erfüllung unseres Teamauftrags näher zu kommen?
- Welche dieser Ergebnisse bringen den meisten Nutzen?
- Welche Maßnahmen müssen ergriffen werden, damit diese Ergebnisse am Ende des nächsten Jahres vorliegen?
- Wer muss bis wann diese Maßnahmen durchführen? Wer ist für diese Maßnahmen verantwortlich? Wer kontrolliert die Durchführung der Maßnahmen? Wer berichtet an wen?
- Welche Ressourcen (Menschen, Sachmittel, Zeit, Geld) brauchen die Verantwortlichen, um diese Maßnahmen durchführen können? Wie können wir diese Ressourcen beschaffen?
- Welche Hindernisse stehen der Durchführung dieser Maßnahmen im Weg? Wie können wir die Hindernisse beseitigen oder umgehen? Welche Ressourcen brauchen wir dazu?

Am Ende dieses Prozesses steht ein schriftlicher Jahresmaßnahmen- und Zeitplan. Wir wiederholen die Hinweise, die wir Ihnen bezüglich der operativen Umsetzung eines Auftrags mit Hilfe eines solchen Plans schon in Kapitel 2 gegeben haben:

Streben Sie die Ergebnisse mit dem größten Nutzen an!

Konzentrieren Sie sich mit Ihrem Team auf diejenigen Ergebnisse, die am wichtigsten sind und Ihnen den größten Nutzen bringen. Dort hat Ihr Handeln die größte Wirkung. Dort sollen Sie „den Hebel ansetzen".

Nehmen Sie sich nicht zu viel vor! Ein Zukunftsszenario kann ruhig hoch gesteckt sein. Je höher, desto besser oft seine Anziehungskraft. Dies gilt nicht für den konkreten Umsetzungsplan. Die angestrebten Ergebnisse sollten leicht zu erreichen sein. Und wenn Sie und Ihr Team Ihre Jahresergebnisse schon nach einem halben Jahr erreicht haben? Dann hindert Sie doch nichts daran, sich sofort wieder zusammen zu setzen und gemeinsam einen neuen Jahresplan aufzustellen...

Als Teamleiter ist es Ihre Aufgabe, in Teamworkshops diesen Prozess von der Bestimmung der Ausgangslage, über die Formulierung eines Zukunftszenarios bis hin zur schriftlichen Formulierung eines operativen Plans zu begleiten und zu moderieren. Damit fordern und fördern Sie die Teamproduktivität und Teamkreativität. Und darüber hinaus: Sie erhöhen die Identifizierung Ihres Teams mit dem Teamauftrag und damit die Motivation eines jeden einzelnen Teammitglieds, den Teamauftrag bestmöglich umzusetzen.

Aufgabe 3: Teamgeist schaffen und Teamkommunikation fördern

Nach diesen operativen Schwerpunkten auf dem Weg zum Hochleistungsteam stellen wir nun die zwischenmenschlichen Themen in den Mittelpunkt. Allein die Tatsache, dass die Teammitglieder einen klaren Auftrag haben, sich an einem Zukunftsszenario im Sinne einer bestmöglichen Erfüllung dieses Auftrags ausrichten und gemeinsam einen operativen Plan zur Umsetzung des Auftrags entwickelt haben, schweißt das Team zusammen und lässt Teamgeist entstehen. Aber Sie können noch mehr tun.

Bestens bewährt haben sich bei uns Outdoor-Teamtrainings. Dabei handelt es sich um spezielle Trainingselemente, die in der Regel außerhalb des Seminarraums, in der freien Natur, durchgeführt werden. Diese Aufgaben und Aktivitäten zeichnen sich durch einen hohen Aufforderungscharakter aus und fordern engagiertes Handeln. Durchdachte Planung, klare Entscheidungen und Kooperation sind die Erfolgsfaktoren für ein Team hinsichtlich der Zielerreichung. Fehler wirken sich unmittelbar auf den Arbeitsprozess und das Ergebnis aus.

Diese direkt erlebbaren Konsequenzen stellen außerhalb der betrieblichen Realität die Basis des gemeinsamen Lernens dar. In den Reflexionsphasen erarbeitet die Gruppe mithilfe gezielter Rückmeldungen der Moderatoren die Bedeutung der gemeinsamen Erfahrungen und überträgt diese in den konkreten Praxisalltag.

Gemeinsames Lachen und eine gehörige Portion positiver Energie sind wesentliche Nebenwirkungen. Wir empfehlen Ihnen, kombinierte Indoor- und Outdoor-Teamworkshops zu veranstalten:

Abb. 3-1: Von der Arbeitsgruppe zum Hochleistungsteam

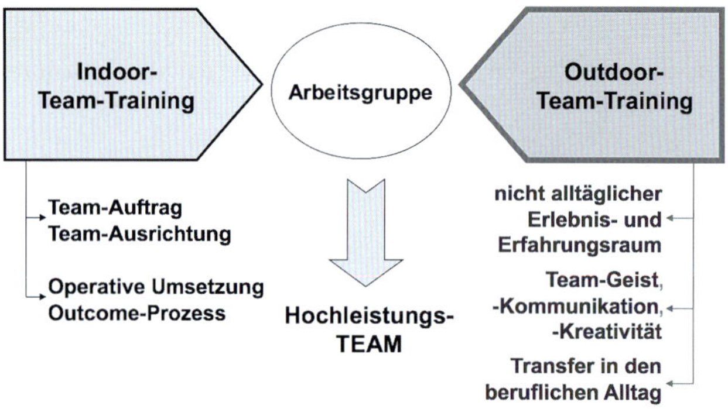

Informelle Gruppenführer

In jedem Team entwickelt sich eine teamspezifische Gruppendynamik: Bestimmte Teammitglieder „kristallisieren" sich im Laufe der Zeit automatisch als die natürlichen Führer heraus, an denen sich andere Teammitglieder im Bezug auf fachliche und auf zwischenmenschliche Fragestellungen und Probleme orientieren. Als Teamleiter sollten Sie diese informelle Gruppendynamik erkennen. Das geht ganz einfach: Sie machen eine anonyme Umfrage. Jedes Teammitglied erhält zwei Blätter, auf denen jeweils alle Teammitglieder aufgelistet sind. Auf dem ersten Blatt steht die Eingangsfrage: „An welchen Kollegen würden Sie sich wenden, wenn Sie ein *fachliches* Problem hätten?" Auf dem zweiten Blatt steht die Eingangsfrage: „An welchen Kollegen würden Sie sich wenden, wenn Sie ein *zwischenmenschliches* Problem hätten?" Die Teammitglieder sollen den entsprechenden Namen ankreuzen. Eine solche Befragung ist ab einer Teamgröße von fünf bis sieben Teammitgliedern sinnvoll. Bei großen Teams können auch zwei oder drei Kollegen angekreuzt werden. Mitunter ist es aufschlussreich, wenn Teamleiter auch ihren Namen auf die Liste setzen.

Die Auswertung der Befragung erlaubt Ihnen als Teamleiter meist eine klare Identifizierung der fachlichen und zwischenmenschlichen (informellen) Führer der Gruppe. Manchmal ist der fachliche und der zwischenmenschliche Gruppenführer ein und dieselbe Person. Auf jeden Fall erleichtert Ihnen die Kenntnis der informellen Führer des Teams die Erfüllung Ihrer Teamleiteraufgaben: Sie brauchen sich bei der Leitung des Teams nur auf die informellen Gruppenführer konzentrieren. Dabei können Sie sicher sein, dass Sie im Grunde immer das ganze Team erreichen.

Verhaltenscodex

Nun zum wichtigsten Aspekt von Teamgeist und Teamkommunikation: Jedes Team sollte sich selbst einen Verhaltenscodex geben, der festlegt, wie die Teammitglieder miteinander umgehen und kommunizieren wollen. Das geeignetste Format zur Erstellung eines Verhaltenscodex ist unserer Erfahrung nach die Arbeit mit Geschichten im Teamworkshop. Sie kennen das aus Kapitel 2 als Appreciative Inquiry. Lassen Sie Teammitglieder Interviewpaare bilden und sich gegenseitig über Erfolgsgeschichten und über Krisen befragen, die sie in ihrem beruflichen Leben im Team schon erfahren haben:

- Welche positiven Erlebnisse haben Sie im Umgang mit Kollegen und Teamleitern?
- Welche negativen Erlebnisse haben Sie im Umgang mit Kollegen und Teamleitern?
- Welche positiven und negativen Erfahrungen haben Sie damit, wie in Teams mit Konflikten umgegangen wird?

Aus diesen Geschichten sammeln Sie gemeinsam das Wesentliche – die Werteaussagen der Teammitglieder. Formulieren Sie daraus gemeinsam einen Verhaltenscodex. Wichtig ist dabei das Wort „gemeinsam“: Wenn alle Teammitglieder in diesen Prozess mit einbezogen sind, fühlen sich automatisch alle an diesen Verhaltenscodex gebunden. Niemand kann sich ehrlicherweise diesem Codex entziehen.

Sinnvoll investierte Zeit

Dieser Prozess ist langwierig, weil dabei erfahrungsgemäß viel diskutiert und an Formulierungen gefeilt wird. Aber die Zeit ist notwendig und sinnvoll investiert, weil die Gruppe an ihrem gemeinsamen Verständnis arbeitet! Dieser Verhaltenscodex wird schriftlich festgehalten und steht von da an jedem Teammitglied zur Verfügung.

Der Vorteil: Jeder Konflikt und jede Unstimmigkeit zwischen den Kolleginnen und Kollegen kann auf der Basis des Erarbeiteten diskutiert, überprüft und geklärt werden. Ein wesentlicher Hinweis sei an dieser Stelle noch an den Teamleiter gerichtet: Ihr Verhalten prägt die Teamkultur in besonderer Weise. Seien Sie sich dessen bewusst!

Der Teamentwicklungsprozess

Der Teamentwicklungsprozess nach *Tuckman* beschreibt, wie aus einer Gruppe von Menschen ein produktives Arbeitsteam wird. In der Sozialpsychologie ist dieser Prozess gut erforscht und beschrieben. Die Kenntnis dieses Prozesses wird Ihnen Ihre Arbeit als Teamleiter erleichtern, weil Sie besser verstehen werden, was bei der Teambildung gruppendynamisch vor sich geht. In der Sozialpsychologie beschreibt man diesen Prozess in vier ineinander fließenden Phasen.

Phase 1 „forming“

Die Gruppe formiert sich als Zweckgemeinschaft mit einem definierten Auftrag. Auf den ersten Blick könnte man vermuten, dass sich diese Entwicklung nur einmalig bei der Gründung einer Praxis und beim Aufstellen des Teams vollzieht. Im Alltag stellen sich die für diese Phase typischen Fragen jedoch immer wieder:

- Wer sind wir eigentlich? Was ist unser Selbstverständnis als Team? Wieso gibt es uns als Team überhaupt? Zu welchem(n) Zweck(en) tun wir das, was wir jeden Tag tun? usw.

Als denkende Menschen stellen wir unser Handeln immer wieder mal in Frage, besonders dann, wenn wir Unzufriedenheiten spüren. Jeder neue Mitarbeiter in einem Team stellt neue und scheinbar alte Fragen und signalisiert damit seine Beteiligung am Geschehen. Ja genau, wer Fragen stellt, beteiligt sich, und für den Chef ergeben sich somit Möglichkeiten, den betreffenden Mitarbeiter und das ganze Team immer wieder im Sinne des gemeinsamen Auftrags auszurichten.

Phase 2 „storming"

Diese Phase bezeichnet Irritationen und Konflikte, die im Zuge notwendiger Klärungsprozesse immer wieder auftreten. Überall, wo Menschen zusammen arbeiten, über sich und ihr Tun nachdenken und miteinander reden und schweigen, können Missverständnisse entstehen. Der konstruktive Umgang mit diesen Themen eröffnet im Idealfall ein tieferes gegenseitiges Verständnis im Sinne des gemeinsamen Auftrags. Der Chef trägt hierbei eine zentrale Verantwortung für eine feinfühlige Steuerung und Führung der Beteiligten.

Konflikte, die im Sinne des gemeinsamen Auftrags entstehen und ausgetragen werden, sind produktive Konflikte und können als solche auch im Sinne der Weiterentwicklung des Teams genutzt werden.

Konflikte hingegen, die aufgrund zwischenmenschlicher, persönlicher Differenzen entstehen, zum Beispiel, weil sich zwei „einfach nicht riechen können", fordern den Teamleiter in besonderer Weise.

Phase 3 „norming"

In dieser Phase gilt es, die Vereinbarungen und Regeln des Zusammenarbeitens festzuschreiben und verbindliche Abläufe zu definieren. Die Ergebnisse der vorausgegangenen Klärungsphasen werden festgehalten und dokumentiert.

Phase 4 „performing“

In dieser Phase arbeitet das Team effektiv (es verwendet die richtigen Methoden und Werkzeuge) und effizient (es verwendet die Methoden und Werkzeuge in der richtigen Art und Weise). Der Auftrag ist jedem klar und die vereinbarten Ergebnisse werden erreicht. Aus der Sicht des Teamleiters ein idealer Zustand, den es getreu dem Motto: „Never change a running system!“ so störungsfrei wie möglich zu erhalten gilt! Bemerken und verstärken Sie die Erfolgsfaktoren Ihres Teams, damit diese in schwierigeren Zeiten wieder leichter ins Bewusstsein gerückt werden können!

Überlegen Sie, in welcher Phase der Teamentwicklung sich Ihr Team befindet und stellen Sie Ihr Handeln als Teamleiter darauf ein! Geben Sie Ihrem Team Zeit, sich (natürlich) zu entwickeln!

Aufgabe 4: Mitarbeiter auswählen und führen

Wenden wir uns nun Ihrer vierten Aufgabe als Teamleiter zu: Es gilt, die richtigen, passenden Mitarbeiter auszuwählen und sie individuell und im Interesse des Teamauftrags zu führen. Wir beginnen mit der Beschreibung des idealen Mitarbeiters.

Der ideale Mitarbeiter

Jeder Teamleiter – jedes Unternehmen – wünscht sich produktive und rentable Mitarbeiter mit einer hohen Loyalität zum Unternehmen bzw. Team und einer hohen Kundenbindungskraft. An diesem Ideal können wir die Auswahl und die Führung unserer Mitarbeiter ausrichten.

Werteschöpfungsbedürfnisse von produktiven und rentablen Mitarbeitern mit hoher Loyalität zum Unternehmen und hoher Kundenbindungskraft

Versetzen wir uns zunächst in den idealen Mitarbeiter hinein:

- Welche Werte will ein idealer Mitarbeiter schöpfen?
- Wie beschreibt ein idealer Mitarbeiter den perfekten Arbeitsplatz und die perfekte Führungskraft?

Das amerikanische Gallup-Institut beschäftigt sich seit vielen Jahren mit diesen Fragen: Mehrere Millionen Menschen wurden befragt. Die Ergebnisse dieser Befragungen sind für uns besonders aussagekräftig, weil bei der Auswertung nicht einfach ein Durchschnitt gebildet wurde. Vielmehr wurden die befragten Mitarbeiter bezüglich

Erfolgskriterien

- ihrer Produktivität,
- ihrer Rentabilität,
- ihrer Loyalität zum Unternehmen und
- der Qualität ihrer Kundenbindung

unterschieden und in zwei Gruppen eingeteilt: In Mitarbeiter, die bezüglich dieser Parameter gut abschnitten und Mitarbeiter, die bezüglich dieser Parameter schlecht abschnitten. Die Werteaussagen der ersten Gruppe unterschieden sich deutlich von den Werteaussagen der zweiten.

Produktiven und rentablen Mitarbeitern mit hoher Loyalität zum Unternehmen und hoher Kundenbindungskraft sind folgende Werte wichtig:

Werteaussagen entsprechend der Gallup-Studie

1. Ich weiß, was bei der Arbeit von mir erwartet wird.
2. Ich habe alle Materialien und Arbeitsmittel, um meine Arbeit richtig zu machen.
3. Ich habe bei der Arbeit jeden Tag Gelegenheit, das zu tun, was ich am besten kann.
4. Ich habe in den letzten sieben Tagen für gute Arbeit Anerkennung und Lob bekommen.
5. Mein Vorgesetzter oder eine andere Person interessiert sich bei der Arbeit für mich als Mensch.
6. Es gibt bei meiner Arbeit jemanden, der mich in meiner Entwicklung unterstützt und fördert.
7. Ich habe den Eindruck, dass bei der Arbeit meine Meinungen und Vorstellungen etwas zählen.
8. Die Ziele, die Werte und der Auftrag meines Unternehmens geben mir das Gefühl, dass meine Arbeit wichtig und sinnvoll ist.
9. Meine Kollegen sind bestrebt, Arbeit von hoher Qualität zu leisten.
10. Ich habe innerhalb der Firma einen sehr guten Freund.
11. In den letzten sechs Monaten hat in der Firma jemand mit mir über meine Fortschritte gesprochen.
12. Ich hatte bisher bei der Arbeit Gelegenheit, Neues zu lernen und mich weiterzuentwickeln.

Besonders bedeutsam sind die ersten sechs Werteaussagen, weil jede mit allen vier Erfolgskriterien korreliert.

Sollten Sie sich jetzt fragen, wieso das Thema Entlohnung bzw. Geld nicht auftaucht, so haben die Untersucher festgestellt, dass das Thema leistungsgerechte Entlohnung in den erfolgreichen Unternehmen als selbstverständlich und angemessen beurteilt wird. Deswegen wird dieser Punkt von den produktiven und rentablen Mitarbeitern nicht gesondert erwähnt.

Der Werteschöpfungsindex für Mitarbeiter

Auf der Basis dieser Forschungsergebnisse ergeben sich jetzt für Ihre Mitarbeiterführung als Teamleiter folgende Fragen:

- Als wie wichtig stufen meine Mitarbeiter diese Werteaussagen für sich persönlich ein? Hat der jeweilige Wert überhaupt eine Relevanz bzw. Bedeutung für den einzelnen Mitarbeiter?
- Wie bewerten meine Mitarbeiter den Umsetzungsgrad dieser Werte im Team bzw. im Unternehmen?

(Siehe Fragebogen auf nächster Seite:
„Werteschöpfungsindex Mitarbeiter“)

Praktische Konsequenzen

Wir haben dafür den Werteschöpfungsindex für Mitarbeiter entwickelt. Er kombiniert die beiden Fragen. Für Sie als Teamleiter ist beides wichtig. Erstens, ob Ihrem Mitarbeiter die Gallup-Werte überhaupt wichtig sind. Wenn ja, identifiziert er sich dadurch selbst als produktiver und rentabler Mitarbeiter mit hoher Loyalität und Kundenbindungskraft. Und zweitens, wie der Mitarbeiter Ihre Führungsarbeit beurteilt, indem er bewertet, in welchem Maße er die Gallup-Werte an seinem Arbeitsplatz schöpfen kann. Aus diesen Bewertungen können Sie nützliche Konsequenzen zur Verbesserung Ihrer Führungsarbeit ziehen:

- Sorgen Sie dafür, dass mindestens die ersten sechs Werte in der genannten Reihenfolge schöpfbar sind! Das heißt:

Wertschöpfungsindex Mitarbeiter

Name:	Das ist mir nicht wichtig!					P_1					Das ist mir sehr wichtig!	Das bietet meine Arbeitsstelle überhaupt nicht!					P_2					Das bietet meine Arbeitsstelle vollständig	Produkt P_1*P_2
Datum:	0	1	2	3	4	5	6	7	8	9	10	0	1	2	3	4	5	6	7	8	9	10	
Ich weiß, was bei der Arbeit von mir erwartet wird.																							
Ich habe die Materialien und Arbeitsmittel, um meine Arbeit richtig zu machen.																							
Ich habe bei der Arbeit jeden Tag Gelegenheit, das zu tun, was ich am besten kann.																							
Ich habe in den letzten sieben Tagen für gute Arbeit Anerkennung und Lob bekommen.																							
Mein Vorgesetzter oder eine andere Person interessiert sich bei der Arbeit für mich als Mensch.																							
Es gibt bei meiner Arbeit jemanden, der mich in meiner Entwicklung unterstützt und fördert.																							
Ich habe den Eindruck, dass bei der Arbeit meinen Meinungen und Vorstellungen etwas zählen.																							
Die Ziele, die Werte und der Auftag meines Unternehmens geben mir das Gefühl, dass meine Arbeit wichtig ist.																							
Meine Kollegen sind bestrebt, Arbeit von hoher Qualität zu leisten.																							
Ich habe innerhalb der Firma einen sehr guten Freund.																							
In den letzten sechs Monaten hat in der Firma jemand mit mir über meine Fortschritte gesprochen.																							
Ich hatte bisher bei der Arbeit Gelegenheit, Neues zu lernen und mich weiterzuentwickeln.																							
Wertschöpfungsindex = erreichte Punktzahl/ höchstmögliche Punktzahl*100 =	Summe Wichtigkeit*10 = höchstmögliche Punktzahl =											Summe der Produkte = erreichte Punktzahl =											

Geben Sie klare Arbeitsaufträge und gewährleisten Sie, dass die Mitarbeiter das entsprechende Arbeitsmaterial haben. Da geht es oftmals nur um Kleinigkeiten!

- Finden Sie die geeigneten Menschen für den Auftrag und für das Team! Neben den fachlichen Notwendigkeiten gilt es vor allem die erfolgversprechenden Wertehaltungen zu erkennen und zu fördern: Menschenkenntnis in ihrer grundlegenden Form.
- Bemerken und anerkennen Sie hilfreiches und wünschenswertes Handeln. Damit erreichen Sie die Menschen unmittelbar.
- Erlauben Sie Ihren Mitarbeitern, dass sie einfordern, was ihnen wichtig ist. Damit übernehmen sie Verantwortung und beteiligen sich. Kritik ist übrigens auch eine Form von Beteiligung, wenn sie konstruktiv weiterverfolgt wird!

Nehmen Sie sich die zwölf Werteaussagen nochmal in aller Ruhe vor:

- Wie plausibel sind Ihnen diese Punkte eigentlich selbst?
- Was bedeutet jede einzelne Aussage für Sie persönlich und für Ihr Team, für Ihre Praxis?
- Was ist zu tun, damit diese bedeutsamen Themen Wirklichkeit werden?

Mitarbeiter auswählen

Mit dem Werteschöpfungsindex haben Sie auch ein wichtiges Instrument in der Hand, um die richtigen Mitarbeiter für Ihr Team auszuwählen. Als erstes sollten Sie einen klaren (schriftlichen) Auftrag für den zukünftigen Mitarbeiter parat haben. Natürlich beurteilen Sie den Bewerber nach seiner fachlichen Kompetenz: Er muss fachlich in der Lage sein, den Auftrag zu erfüllen. Lassen Sie ihn aber zusätzlich von seiner Arbeit und seinen früheren Arbeitsstellen sowie seinen Motiven und Erwartungen erzählen! Versuchen Sie die Werte zu identifizieren, die hinter seinen Aussagen stehen! Stellen Sie sich die

Frage, ob diese Werte mit den Gallup-Werten übereinstimmen oder nicht!

Bewerberwerte erkunden

Nichts leichter als das, möchte man meinen. In Wirklichkeit sind uns unsere Werte jedoch meistens nicht bewusst und können somit in der Regel nicht einfach abgerufen werden. Den Zugang zu der Wertelandschaft des Bewerbers bekommen Sie, indem Sie ihn auffordern zu erzählen:

- Bitte erinnern Sie sich an eine Zeit in Ihrem beruflichen Leben, die ein echter Höhepunkt für Sie war. Eine Zeit, in der Sie sich lebendig und vielleicht sogar glücklich gefühlt haben…
- Was ist da geschehen? Wer war beteiligt? Welche Umstände und Rahmenbedingungen haben diese Erfahrungen möglich gemacht? Welche Ergebnisse haben Sie erreicht? Und: Was lässt sich aus diesen Erfahrungen lernen?

Die systematische Analyse dieser Geschichten ermöglicht Ihnen einen Einblick in die Wertelandschaften des Bewerbers. Vergleichen Sie diese Werte mit den zwölf Gallup-Werten! Stimmen sie überein, so haben Sie sehr wahrscheinlich einen produktiven und rentablen Bewerber vor sich, der Ihnen gegenüber loyal sein wird und eine hohe Patientenbindungskraft besitzt.

Mitarbeiterwerte erkunden

Und das gilt nicht nur für Bewerber: Erkunden Sie in dieser Weise auch die Wertelandschaften Ihrer Mitarbeiter. Oder fragen Sie direkt nach, was Ihnen wichtig ist, um einen wertvollen Beitrag im Sinne des gemeinsamen Auftrags leisten zu können. Womöglich werden Ihre Mitarbeiter anfangs etwas verwundert dreinblicken und stutzen. Geben Sie Ihnen Zeit und Raum zum Nachdenken! Die Antworten sind für Sie und für Ihre Mitarbeiter gleichermaßen von Bedeutung.

Einer unserer Kollegen bringt diese Thematik in präzisester Art und Weise auf den Punkt, in dem er folgende Fragen stellt:

„Wieso haben Sie bei uns angefangen, und wieso sind Sie immer noch da?“

Etwas weniger drastisch klingt es wohl so: „Was ist mir eigentlich wichtig und wozu stehe ich jeden Morgen auf?“ Wer diese Fragen beantworten kann, immer wieder aufs Neue beantworten kann und entsprechend seiner Antworten Rahmenbedingungen mitgestaltet, um diese Werte schöpfen zu können, dieser Mitarbeiter ist frisch und gesund – leistungsfähig und leistungsbereit!

Und: Wer sich diese Fragen selbst bewusst stellt und beantwortet, wird diese Haltung auch im Kontakt mit seinen Kollegen und Kunden pflegen und im Sinne einer wert(e)schätzenden Zusammenarbeit umsetzen können.

Ein weiteres wichtiges Indiz für die Evaluation der Wertelandschaft eines Menschen ist die Beobachtung, wie die Person handelt. Wenn Sie zum Beispiel unsicher sind, ob jemand tatsächlich gerne im Team arbeitet und die gemeinsame Leistung schätzt, wie er oder sie im Vorstellungsgespräch beteuert, beobachten Sie einfach, wie sich der betreffende Mensch im Alltag verhält. Nutzen Sie die Probezeit zum systematischen Sammeln von Informationen in verschiedenen Kontexten des Praxisalltags! Somit erhalten Sie ein umfassendes Bild über eine Person und können einschätzen, welche Werte diesen Menschen antreiben.

Sollten Sie eine Diskrepanz feststellen, zwischen dem, was jemand sagt und was jemand macht, so messen Sie dem Handeln einer Person die höhere Bedeutung bei.

Mitarbeiter kompetenzorientiert führen

Nun kommen wir zur direkten Führung des Mitarbeiters. Das bedeutet: Sie als Teamleiter haben Ihrem Mitarbeiter einen klaren Auftrag gegeben. Seine Aufgabe ist es, den Auftrag auszuführen. Ihre Aufgabe ist es zum einen, Ihrem Mitarbeiter die entsprechenden Rahmenbedingungen zu schaffen, dass er seinen Auftrag auch erfüllen kann. Und zum anderen müssen Sie ihn bei der Erfüllung seiner Aufgaben unterstützen. Wir nutzen dabei das Modell der kompetenzorientierten Führung nach *Ken Blanchard*: Wir machen das Ausmaß der Unterstützung unseres Mitarbeiters von seiner individuellen Kompetenz bezüglich der Ausführung seiner Aufgaben abhängig.

Kompetenzkategorien

Gemeinsam mit Ihrem Mitarbeiter beurteilen Sie seine Kompetenz bezüglich jeder einzelnen Aufgabe, die er zur Erfüllung seines Auftrags auszuführen hat, und teilen sie in vier Katgeorien ein:

- K_1 Anfänger
- K_2 Fortgeschrittener
- K_3 weit Fortgeschrittener
- K_4 Experte

Verantwortung

Wichtig ist die Mitsprache des Mitarbeiters. Wir lassen den Mitarbeiter selbst beurteilen, für wie kompetent er sich hält. Anhand der Kompetenzkategorie vereinbaren wir dann die Verantwortung bezüglich

- der Bestimmung und Festlegung der zu erreichenden Ergebnisse,
- der Kontrolle des Erreichens der Ergebnisse und
- des Wegs und der notwendigen Zwischenschritte zu den Ergebnissen.

Die Tabelle auf der nächsten Seite zeigt, wie die Verantwortung zwischen Teamleiter und Mitarbeiter verteilt wird:

Tabelle: Kompetenzorientierte Führung				
Verantwortung für …	K_1	K_2	K_3	K_4
… die Bestimmung und Festlegung der zu erreichenden Ergebnisse	Teamleiter	Teamleiter	Teamleiter	Teamleiter und Mitarbeiter
… die Kontrolle des Erreichens der Ergebnisse	Teamleiter	Teamleiter	Mitarbeiter	Mitarbeiter
… den Weg und die notwendigen Zwischenschritte zu den Ergebnissen	Teamleiter	Mitarbeiter	Mitarbeiter	Mitarbeiter

Es ist selbstverständlich, dass beim Anfänger die Verantwortung in allen drei Bereichen beim Teamleiter liegen muss. Auf der anderen Seite fordern Sie den Experten, indem Sie ihn maximal beteiligen. Lediglich bei der Bestimmung der zu erreichenden Ergebnisse wird hier der Teamleiter involviert sein. Besonders Mitarbeiter, die neu ins Team kommen und solche, die sich weiterentwickeln möchten bzw. von denen Sie als Teamleiter eine Weiterentwicklung erwarten, werden dabei im Fokus stehen. Ihre Experten hingegen haben Sie sicher längst identifiziert und entsprechend gewürdigt. Besonders wichtig: Die kompetenzorientierte Führung wird dem Mitarbeiter von vorne herein erklärt und vereinbart. So weiß er immer, was ihn erwartet.

Mit Konflikten umgehen

Ganz andere Fragen stellen sich bei Betrachtung des Teammitglieds, das in seiner Leistung von seinen Kollegen abweicht.

- Hat er oder sie den Auftrag verstanden?
- Gibt es vielleicht einen Konflikt mit dem Teamleiter?

- Gibt es Konflikte mit anderen Teammitgliedern?
- Passt die persönliche Wertelandschaft überhaupt zu der des restlichen Teams?

Je nach dem, wie die Antworten ausfallen, gilt es von Seiten des Teamleiters, Entscheidungen zu treffen und konsequent ins Handeln zu kommen, damit sich keine chronische Spannungssituation für das Team entwickelt. Manchmal gibt es Situationen, in denen die Entscheidung, sich von einem Mitarbeiter zu trennen, im Sinne des ganzen Teams und des gemeinsamen Auftrags getroffen werden muss.

Hinsichtlich der Werteausrichtung gibt es dann wohl auch aus Sicht des Mitarbeiters Arbeitswelten, zu denen er oder sie einfach besser passt, ohne permanent gegen den Strom drängen zu müssen.

Wenn Werte verletzt werden

Weiter oben haben wir erörtert, wie Menschen Werte schöpfen und sich entsprechend verhalten.

- Was aber geschieht, wenn Werte verletzt werden?
- Wie verhält sich eine Person, die erlebt, dass Dinge die ihr wichtig sind, missachtet werden?

Nehmen wir an, jemand schätzt den Freiraum, innerhalb seiner Aufgaben selbständig entscheiden und handeln zu können. Mit zunehmender Änderung der sozialrechtlichen Rahmenbedingungen werden nun diese Gestaltungsmöglichkeiten immer mehr eingeengt. Es kann sein, dass dieser Mensch mehr und mehr die Lust an der Arbeit verliert und sogar die Sinnhaftigkeit der Tätigkeiten insgesamt in Frage stellt. Zunehmende Nörgeleien, verbunden mit düsteren Zukunftsszenarien, die zu jeder Gelegenheit an die Wand gemalt werden, sind die Folge.

Oder ein anderes Beispiel: Es gibt Menschen, denen es enorm wichtig ist, für ihre Tätigkeiten persönlich Lob und Anerkennung zu bekommen. Dafür engagieren sie sich über die

Maßen und tun alles, um bei der Arbeit als Person wahrgenommen zu werden. Wenn jetzt der Vorgesetzte mehr Augenmerk auf die sachlichen Aspekte der Arbeiten legt und das persönliche, anerkennende Gespräch zeitweise vergisst, kann es sein, dass sich der betreffende Mitarbeiter irgendwann missachtet fühlt und sich deshalb mehr und mehr zurückzieht, Dienst nach Vorschrift absolviert.

Verletzte Werte sind erfahrungsgemäß der häufigste Grund für abnehmendes Engagement und sinkende Leistungsbereitschaft in einem Team. Die sogenannte „innere Kündigung“ seitens des Mitarbeiters stellt für alle Beteiligten den wohl unbefriedigendsten Zustand dar – das Ende einer langen Sackgasse.

Ist diese Situation einmal eingetreten, hilft in der Regel nur noch ein beherztes Entscheiden, verbunden mit strukturellen Veränderungen. Es geht hier dann auch nicht mehr um die Frage, wer oder was Schuld hat bzw. ist.

In der Computersprache lautet die beschriebene Vorgehensweise RESET. Lernen Sie aus derartigen Entwicklungen und werden Sie sensibel dafür, wenn diese oder ähnliche Umstände sich zu wiederholen scheinen! Diese Hinweise haben unserer Erfahrung nach ihre Gültigkeit sowohl für Vorgesetzte, als auch für Mitarbeiter.

Nebenbei bemerkt: Wenn Sie einmal die Werte eines Patienten sensibel verletzt haben, kommt dieser nicht nur nicht wieder, sondern wird ziemlich sicher auch als negativer Empfehler auftreten. Dann tut es Ihnen und Ihrer gesamten Praxis weh!

Von der Absicht zum Auftrag – ein Teamworkshop in der Praxis!

Als perfekter Teamleiter wird man nicht geboren. Ein Team zu führen, ist ein lebenlanger Lernprozess. Dabei ist es manchmal nützlich, sich Hilfe von Außen zu holen. Wir selbst bieten für medizinische Dienstleistungsteams Workshops zu allen Themen der Team- und Mitarbeiterführung an. Zum

Abschluss dieses Kapitels beschreiben wir, wie wir einen solchen Teamworkshop planen und durchführen.

Wenn wir mit unseren Kunden einen Teamworkshop planen, so geschieht das in der Regel nach ein bis zwei klärenden Vorbereitungsgesprächen. Nachdem wir ein erstes Verständnis von der aktuellen Situation des Unternehmens bzw. des Praxisteams gewonnen haben, geht es darum, einen sinnvollen und praktikablen Auftrag zu definieren.

Dazu denken wir konsequent von den Ergebnissen her! Wie sich das praktisch entwickelt, können Sie anhand des nachfolgenden Dialogs beispielhaft miterleben:

Berater (B): „Was möchten Sie als Auftraggeber mithilfe dieses Workshops erreichen?"

Kunde (K): „Ich möchte erreichen, dass mein gesamtes Team mit Energie und Kraft die Herausforderungen des kommenden Jahres angeht und meistert."

B: „Um welche Herausforderungen geht es da konkret?"

K: „Im Zuge der Praxisentwicklung werden wir ein Qualitätsmanagementsystem einführen und dazu müssen sich alle Mitarbeiter engagieren. Außerdem möchte ich eine Patientenbefragung durchführen, damit wir konkrete Verbesserungsvorschläge für unsere Arbeit bekommen bzw. damit wir auch erkennen, was wir bereits jetzt schon gut machen."

B: „Das erscheint mir sehr sinnvoll, und ich schlage Ihnen bereits jetzt schon vor, die Überschrift für den Workshop nicht ‚Teamentwicklung', sondern eben thematisch mit der ‚Einführung des QM-Systems' zu verbinden. Unserer Erfahrung nach entstehen sonst vermeidbare Unsicherheiten bei den Menschen, wenn sie auf eine derartige Veranstaltung fahren müssen – noch dazu von einem Psychologen moderiert. Unterschwellig deuten viele die Überschrift ‚Teamentwicklung' als Hinweis auf Probleme und eventuelle Missstände. Das wäre keine gute Energie für den Einstieg in den Workshop.

Wenn sich eine Gruppe von Menschen intensiv mit einem konkreten Arbeitsthema auseinandersetzt, entwickelt sich das Team praktisch zwischen den Zeilen. Von Seiten der Moderation werden wir natürlich auf wesentliche menschliche Themen hinweisen, bzw. diese sozusagen „live" behandeln."B: „Nehmen wir an, wir diskutieren im Zuge der Entwicklung des QM-Systems auch das Thema einer angenehmen Atmosphäre für Patienten und Mitarbeiter. An dieser Stelle kann ich als Moderator zum Beispiel einhaken und konkret die Faktoren eines angenehmen Arbeitsklimas abfragen. Wir werden sicherlich feststellen, dass es in diesem Punkt unterschiedliche Vorstellungen gibt. Wir nennen das in unserer Sprache unterschiedliche Wertelandschaften und die Beteiligten lernen sich gegenseitig von ganz neuen Seiten kennen.

Was halten Sie davon, wenn wir jetzt gemeinsam eine Überschrift und zwei bis drei wünschenswerte Ergebnisse des Workshops festlegen? Damit entsteht auch gleich das Einladungsschreiben für Sie und Ihre Mitarbeiter!"

K: „Einverstanden. Die Überschrift kann nach unseren bisherigen Überlegungen nur folgendermaßen lauten: Entwicklung eines lebendigen Qualitätsmanagementsystems für unsere Praxis!"

B: „Das klingt griffig und spricht zugleich jeden Mitarbeiter an, sich persönlich zu beteiligen. Bitte denken Sie in Ruhe über folgende Frage nach: Woran werden Sie als Chef erkennen, dass sich ein lebendiges QM-System entwickelt hat? Diese Überlegungen führen Sie und Ihr Team direkt zur Beschreibung eines Zukunftsszenarios. Aus Betroffenen werden Beteiligte, die eine gemeinsame Zielvision verfolgen. Je klarer Sie dieses Bild vor Augen haben, umso direkter werden sie es im Alltag bewusst und unbewusst anstreben. Je mehr Informationen aus den verschiedensten Bereichen wir von unseren Kolleginnen und Kollegen haben, umso leichter können wir einschätzen, wie die Betreffenden bestimmte Situationen bewerten und wie sie sich mit hoher Wahrscheinlichkeit verhalten werden. Das bezeichnen wir aus psychologischer Sicht als praktische Menschenkenntnis.

K: „Wie kann ich mir das konkret vorstellen?"

B: „Nehmen wir an, wir diskutieren im Zuge der Entwicklung des QM-Systems auch das Thema einer angenehmen Atmosphäre für Patienten und Mitarbeiter. An dieser Stelle kann ich als Moderator zum Beispiel einhaken und konkret die Faktoren eines angenehmen Arbeitsklimas abfragen. Wir werden sicherlich feststellen, dass es in diesem Punkt unterschiedliche Vorstellungen gibt. Wir nennen das in unserer Sprache unterschiedliche Wertelandschaften und die Beteiligten lernen sich gegenseitig von ganz neuen Seiten kennen.

Jetzt brauchen wir noch konkrete Ergebnisbeschreibungen für den Workshop. Woran werden Sie den Erfolg des Workshops messen? Was möchten Sie mit Ihrem Team innerhalb der zwei Tage erreicht haben?"

K: „Hmmm… ich bewerte den Workshop als Erfolg, wenn wir als Team ein klares Selbstverständnis bzgl. unseres gemeinsamen Auftrags im Sinne unserer Patienten entwickelt haben. Dazu gehört auch, dass jeder seine Tätigkeitsbereiche und Verantwortlichkeiten sowie die zentralen Schnittstellen zu seinen Kolleginnen und Kollegen kennt.

Außerdem möchte ich im Zuge der Veranstaltung eine einfache und praktikable Patientenbefragung entwickeln, die wir unmittelbar nach dem Workshop durchführen können.

Und: Es muss ausreichend Zeit für informelle Gespräche und natürlich für gemeinsames Lachen bleiben!"

B: „Prima! Das sind drei realistische und erreichbare Ergebnisse für das Thema und die Veranstaltung. Von meiner Seite werde ich mir jetzt Gedanken über das didaktische Konzept des Workshops machen. In ein paar Tagen kann ich Ihnen den Roten Faden (inhaltlich kognitiver Strang) und die darin verwobenen Teamelemente (emotionaler Strang) darstellen. Ich freue mich auf die Veranstaltung mit Ihnen und Ihrem Praxisteam und bedanke mich bereits jetzt für Ihr Vertrauen!"

In der Abbildung 3-2 stellen wir dar, wie ein derartiger Teamworkshop ablaufen könnte. Die Dauer erstreckt sich, je nachdem, welche Ergebnisse angestrebt werden, von 1,5 Tagen bis zu 3 Tagen. Die Teamelemente stellen meist eine Form von spielerischen Teamübungen in freier Natur dar, die im Vorfeld mit dem Auftraggeber abgestimmt werden. Aber auch kreative und musische Möglichkeiten, wie zum Beispiel einen Trommelworkshop, bauen wir je nach Zweck und erwartetem Nutzen im Sinne der angestrebten Ergebnisse mit ein.

Uns ist es wichtig, mit unseren Kunden über eine Veranstaltung hinaus im Kontakt zu bleiben. Wir interessieren uns für den Fortgang der angestoßenen Entwicklungen und unterstützen eine nachhaltige Umsetzung im Praxisalltag!

Abb. 3-2: Kombiniertes Indoor-Outdoor-Teamtraining (Team Excellence Training)

Die Dauer eines Team Excellence Trainings beträgt zwischen 1,5 und 4 Tagen

Vorbereitung: Klärung der Trainingsziele, der Workshopinhalte und der Outdoorelemente

	Tag 1	Tag 2	Tag 3	Tag 4
8:00 ↓ 12:00 ↓ 21:00	**Anreise** **Einstieg:** Wozu? Mit wem? Wohin?	**Workshop**: Der Auftrag **Outdoor:** Gemeinsam Grenzen überwinden **Vortrag:** Perspektiven wechseln	**Workshop**: Der Weg **Outdoor:** Team erleben **Vortrag:** Spiegelbilder	**Energizer** **Workshop:** Die Umsetzung **Abreise**

Nachbereitung: Protokoll und Umsetzungsbegleitung

Zusammenfassung

Fassen wir zusammen: Die medizinische Dienstleistung wird meist im Kontext von Teams erbracht: Teams in der ärztlichen Praxis, im Krankenhaus und so weiter. Selbst ein Therapeut, der vordergründig alleine arbeitet (zum Beispiel ein Psychologe in seiner Einzelpraxis), ist eingebunden in ein Netzwerk von Ko-Therapeuten und Zuweisern. Nur im Kontext eines funktionierenden Teams kann uns der erfolgreiche Umgang mit unseren Patienten gelingen.

Wir sind von der Beschreibung der Kennzeichen eines Hochleistungsteams ausgegangen. Es ist die Aufgabe des Teamleiters, aus seinem Team ein Hochleistungsteam zu formen. Einen möglichen Weg dahin haben wir aufgezeigt:

- Das Team an einem vorgegebenen Teamauftrag ausrichten,

„Kunst ist schön, macht aber viel Arbeit!“
Karl Valentin

- die Teamproduktivität und Teamkreativität durch die eigenverantwortliche Formulierung eines Zukunftsszenarios und Umsetzung eines entsprechenden operativen Maßnahmen- und Zeitplan schaffen und fördern,
- die Umsetzung kontrollieren,
- Teamgeist schaffen und Teamkommunikation fördern und schließlich
- Mitarbeiter auswählen und führen.

Kapitel 4

Patientenbeziehungsmanagement – Wie Sie Patienten systematisch gewinnen und langfristig binden

Inhalte und Fragestellungen dieses Kapitels

In diesem Kapitel beschreiben wir, wie wir unsere Beziehungen zu Patienten allgemein handhaben, und beantworten folgende Fragen:

- Wie gewinnen wir neue Patienten?
- Wie binden wir unsere Patienten nachhaltig?

Patientenbeziehungsmanagement

Die Antworten darauf liefert uns eine Vorgehensweise, die wir Patientenbeziehungsmanagement nennen: Systematisch schaffen wir Erstkontakte zu Patienten und vertiefen diese Beziehungen bis auf die Ebene von Stammpatienten. Aus Kapitel 2 wissen wir, für welche Menschen unsere Dienstleistungen grundsätzlich geeignet sind. Mit solchen potenziellen Patienten wollen wir in Kontakt kommen und sie zu Stammpatienten machen. Dies kann uns nicht in einem Schritt gelingen. Wir teilen deshalb den Weg vom potenziellen Patienten zum Stammpatienten in mehrere Schritte ein und vertiefen unsere Beziehung zum Patienten systematisch, bis er ein Stammpatient ist. Die einzelnen Schritte nennen wir Beziehungstiefen (Tab. 4-1).

Tabelle 4-1: Beziehungstiefen

B_0	potenzielle Patienten
B_1	Interessenten
B_2	Erstpatienten
B_3	Wiederholungspatienten
B_4	Stammpatienten

Beziehungstiefen

Die potenziellen Patienten haben die Beziehungstiefe „0". Die Beziehungstiefe „1" haben Patienten, die zum ersten Mal mit uns in Kontakt treten. Sei es, dass sie anrufen und einen Termin nachfragen. Sei es, dass sie sich über unsere Praxisbroschüre oder unsere Website für uns interessieren. Sie sind Interessenten. Patienten, die zum ersten Mal in der Praxis sind, nennen wir Erstpatienten. Sie haben die Beziehungstiefe „2". Wenn sie wiederkommen, treten sie in die Beziehungstiefe „3" ein und werden schließlich Stammpatienten mit der Beziehungstiefe „4". Diese Einteilung in fünf Stufen ist sehr allgemein und grob. Mit ihr wollen wir nur das Prinzip erklären. Sie können dieses Prinzip für Ihre Dienstleistungen anpassen und die Beziehungstiefen einteilen, wie Sie es für angemessen halten.

Ein Beispiel

Lassen Sie mich die Einteilung von Beziehungstiefen am Beispiel meiner Praxis (Wühr) näher erläutern: Ich habe mich als kieferorthopädisch tätiger Zahnarzt auf die Behandlung von Patienten mit Muskel- und Gelenkschmerzen innerhalb und außerhalb des Kausystems spezialisiert. Patienten kommen zum Beispiel mit Rückenschmerzen zu mir und fragen, ob diese Beschwerden etwas mit einem „falschen Biss" zu tun haben könnten. Als potenzielle Patienten kommen für meine Dienstleistungen also alle Patienten mit Muskel- und Gelenkschmerzen innerhalb und außerhalb des Kausystems in Frage. Meldet sich ein Patient bei mir, weil er in einem Patientenvortrag, durch Empfehlung, meine Praxisbroschüre oder meine Website von mir gehört hat, wird er Interessent und bekommt erste Informationen über unsere

Praxis und Dienstleistungen zugeschickt oder überreicht. In der „Ersten Sitzung" wird der Patient ausführlich befragt und untersucht. Er wird über seinen Zustand und das weitere Vorgehen aufgeklärt. Er erhält einen Kostenplan für eine Probebehandlung mit einer einfachen Aufbiss-Schiene. Mit dieser Schiene teste ich, ob sich die Beschwerden des Patienten durch „Ausschalten" des Bisses verbessern lassen. Nur wenn dies der Fall ist, löse ich in der nächsten Beziehungstiefe weitere Untersuchungen bei mir und bei meinen Ko-Therapeuten aus. Nun erstelle ich mit diesen Experten zusammen einen interdisziplinären Behandlungs- und Kostenplan. Eine stabilisierende Aufbiss-Schiene wird hergestellt und eingegliedert. Physiotherapeutische und andere ko-therapeutische Maßnahmen werden durchgeführt, bis der Patient beschwerdefrei ist. Schließlich wird das Gebiss des Patienten (auf der tiefsten Beziehungsebene) durch kieferorthopädische, restaurative und/oder (implantat-)prothetische Maßnahmen saniert.

Beziehungsmanagement – ein Lehrplan

Ein solches System des Beziehungsmanagements ist wie ein Lehrplan: Systematisch belehren Sie einen Patienten über Ihre Dienstleistungen und den Nutzen, der sich daraus für ihn ergibt. Systematisch geben Sie ihm genau diejenigen Informationen, die seiner Beziehungstiefe entsprechen und die er braucht, um in die nächste Beziehungsebene einzutreten. Mehr und mehr lernt der Patient Sie, Ihre Dienstleitungen und seinen Nutzen daraus kennen. Alles passiert in kleinen Schritten. Von Schritt zu Schritt nimmt das Vertrauen des Patienten in Sie und Ihre Dienstleistungen zu. Übrigens: Mit zunehmendem Vertrauen in die Wirksamkeit Ihrer Dienstleistungen treten die Behandlungskosten in ihrer Bedeutung als Entscheidungskriterium für den Patienten in den Hintergrund.

Dialogfragen – die Anliegen unserer Patienten

Bei dieser systematischen Vorgehensweise hilft uns das Konzept der Dialogfragen. Der Dialogmarketingexperte *Siegfried Vögele* hat es entwickelt. Es basiert auf der Tatsache, dass in jeder Kommunikationssituation die Kommunikationspartner bewusste oder unbewusste Fragen im Kopf haben. Diese so genannten Dialogfragen wollen sie durch die Kommunikation mit ihrem Gesprächspartner beantwortet bekommen. Genauso ist es im Umgang mit unseren Patienten: Patienten wollen im Dialog bzw. Umgang mit uns Lösungen für ihre Probleme und Fragestellungen finden. Dies ist ihr Anliegen. Unsere Aufgabe ist es, dieses Anliegen zu erkennen und darauf angemessen einzugehen. Auch wenn Dialogfragen nicht direkt ausgesprochen werden, müssen wir uns in den Patienten hineinversetzen können und uns überlegen, welche Fragen er beantwortet haben will. Die Dialogfragen eines Patienten an uns sind vor allem abhängig von der Ebene, auf der sich unsere Beziehung zu ihm befindet. Es gilt, dass wir uns der möglichen Dialogfragen auf jeder Beziehungsebene bewusst sind. Nur so können wir passend und angemessen mit dem Patienten kommunizieren. Wir geben ihm die Antworten und Problemlösungen, die er bewusst oder unbewusst sucht.

Patienten wollen durch unsere Dienstleistungen und Produkte ihre Werte schöpfen.

Patientenbindung korreliert mit der Erwartung von Werteschöpfung, nicht mit der Zufriedenheit.

Bei all dem müssen wir beachten, was wir schon aus Kapitel 2 wissen: Patienten kommen zu uns, weil sie durch unsere Dienstleistungen und Produkte ihre Werte schöpfen wollen. Patienten kommen nicht wieder, weil sie beim letzten Mal zufrieden waren. Sie kommen wieder, weil sie erwarten, ihre Werte auch beim nächsten Mal wieder zu schöpfen. Also: Die Patientenbindung hängt nicht mit der Zufriedenheit der Patienten, sondern mit ihrer Erwartung von Werteschöpfung zusammen.

Nun haben wir Sie mit den Prinzipien des Beziehungsmanagements vertraut gemacht und hoffen, dass Ihnen diese Überlegungen plausibel sind. Wenn ja, dann geht es jetzt um zwei Dinge: Die Konzeption und die Umsetzung Ihres persönlichen Systems des Patientenbeziehungsmanagements. Wir setzen dabei voraus, dass Ihnen die Denkmodelle der Patientenführung aus Kapitel 1 geläufig sind und dass Sie die Vorarbeiten zum Patienting aus Kapitel 2 systematisch gemacht haben.

So konzipieren Sie Ihr persönliches Patientenbeziehungsmanagement!

Bei der Entwicklung Ihres persönlichen Konzepts des Patientenbeziehungsmanagements gehen Sie schrittweise vor (Tab. 2-2). Sie beginnen, indem Sie die passenden Beziehungstiefen finden: Gehen Sie von unserem allgemeinen Vorschlag aus Tabelle 2-1 aus und modifizieren Sie diesen Vorschlag, bis er genau für Ihre Dienstleistungen passt. Im nächsten Schritt beschreiben Sie die typischen Patienten einer jeden Beziehungstiefe. Daran erkennen Sie, wie Sie einen beliebigen Patienten in eine bestimmte Beziehungstiefe einordnen. Dies ist wichtig, weil Sie ja entsprechend der Tiefe Ihrer Beziehung mit ihm kommunizieren wollen. Diese Überlegung führt uns zum nächsten Schritt der Konzeption: Formulieren Sie die Dialogfragen der Patienten für jede Beziehungsebene! In der Begrifflichkeit unserer grundlegenden Denkmodelle (siehe Kapitel 1) ist die Beantwortung der Dialogfragen – also die Befriedigung seines Anliegens und die Lösung seiner Probleme – die Werteschöpfung, die wir dem Patienten ermöglichen. Nur an der Beantwortung seiner Dialogfragen ist der Patient interessiert. Zumal die Zeit meist begrenzt ist, konzentrieren wir uns nur darauf. Somit ist es im nächsten Schritt leicht, die Maßnahmen und Mittel zu überlegen, die genau diese Dialogfragen bestmöglich beantworten und somit dem Patienten die Schöpfung seiner Werte ermöglichen. Dadurch gelangt der Patient automatisch zur nächsten Beziehungstiefe. Mit anderen Worten: Unsere Beziehung zum Patienten wird sich automatisch vertiefen, wenn wir ihm seine Werte schöpfbar machen.

Tabelle 2-2: Entwicklung des Konzepts in vier Schritten

Schritt 1:	Beziehungstiefen definieren
Schritt 2:	Patientenbeschreibung auf jeder Beziehungsebene
Schritt 3:	Dialogfragen für jede Beziehungstiefe formulieren
Schritt 4:	Maßnahmen und Mittel überlegen, die von jeder Ebene in die nächsttiefere Ebene führen sollen

Fortsetzung des Beispiels

Gehen wir das Ganze wieder an meinem (Wühr) Beispiel durch. Weiter oben habe ich schon beschrieben, wie ich die Beziehungstiefen definiere (Schritt 1) und wie ich die Patienten auf jeder Beziehungsebene beschreibe (Schritt 2). Kommen wir nun zu den Dialogfragen (Schritt 3) und den Maßnahmen und Mitteln, mit denen ich systematisch die Beziehungen zu meinen Patienten vertiefe (Schritt 3):

Meine Patienten der Beziehungstiefe B_0 – potenzielle Patienten

Meine potenziellen Patienten sind alle Menschen mit Muskel- und Gelenkschmerzen innerhalb und außerhalb des Kausystems. Sie sind mir unbekannt, aber sie haben folgende Dialogfragen im Kopf:

- Wer kann mir helfen? Wie können meine Schmerzen und Beschwerden gelindert werden?
- Wo finde ich die Person(en)/Praxis/Klinik, die mir helfen kann?

Diesen Patienten muss ich signalisieren, dass ich Ihre Fragen beantworten kann, dass ich Ihnen mit meinem interdisziplinären Behandlungskonzept helfen kann. Dazu verwende ich folgende Mittel und ergreife folgende Maßnahmen:

- Ich habe eine Website (www.zahnarztpraxis-dr-wuehr.de), die über Suchmaschinen gut zugänglich ist. Außerdem ist die Website mit zahlreichen anderen Websites verlinkt.
- Ich habe eine Praxisbroschüre. Meinen Patienten auf tieferen Beziehungsebenen gebe ich diese Broschüren mit. Ich ermögliche Ihnen dadurch, Mundpropaganda für mich zu betreiben: Sie verteilen die Broschüren an ihre Bekannten und berichten über ihre positiven Erfahrungen. Auch bei meinen Zuweisern und Netzwerkpartnern liegt meine Praxisbroschüre oder zumindest meine Visitenkarte aus und kann von deren Patienten gelesen und mitgenommen werden.

- Ich bin Mitglied in verschieden Fachverbänden, über deren Mitgliederlisten Patienten auf meine Dienstleistungen aufmerksam werden.
- Ich veröffentliche regelmäßig Artikel in Fachzeitschriften und signalisiere dadurch potenziellen Zuweisern (Ärzten, Physiotherapeuten, Osteopathen usw.), dass ich mich speziell mit dieser Thematik intensiv beschäftige.
- Ich halte Vorträge und Seminare für potenzielle Zuweiser. Sehr oft kommen die Teilnehmer dieser Vorträge und Seminare selbst als Patienten zu mir.

Darüber hinaus können Sie weitere Maßnahmen ergreifen, um mit Ihren potenziellen Patienten in Kontakt zu kommen:

- Halten Sie Vorträge für Patienten! Organisieren Sie diese Veranstaltungen selbst oder zusammen mit Ihren Netzwerkpartnern! Wenden Sie sich an Vereine und soziale Gruppierungen, die an Gesundheitsvorträgen interessiert sind! Schreiben Sie die Vorträge zusammen mit einem einführenden Artikel in der örtlichen Tageszeitung aus!
- Treten Sie auf regionalen Gesundheitsmessen auf! Alleine oder auf einem Gemeinschaftstand mit Ihren Netzwerkpartnern!
- Schreiben Sie Artikel für regionale und überregionale Publikumszeitschriften! Sie können solche Artikel mit einer Anzeige verbinden! Eine solche Anzeige soll immer mit einer Handlungsaufforderung enden. Zum Beispiel: „Mehr Information auf folgender Website…!“
- Veranstalten Sie regelmäßig (zum Beispiel jährlich oder alle zwei Jahre) einen „Tag der offenen Tür“! Nutzen Sie besondere Gelegenheiten dafür! Zum Beispiel: Neueröffnung nach Umbau der Praxis oder Einführung einer neuen Therapiemethode. Laden Sie vor allem Menschen ein, die im Rampenlicht der Öffentlichkeit stehen! Dann wird auch die lokale Presse ihr Interesse zeigen.

Meine Patienten der Beziehungstiefe B_1 – Interessenten

Nimmt aufgrund dieser Maßnahmen ein potenzieller Patient Kontakt mit mir auf, dann tritt er in die nächste Beziehungsebene ein. Er wird Interessent (B_1). Er hat auf dieser Ebene folgende Dialogfragen im Kopf:

- Was genau ist dieses Angebot? Wie bekomme ich mehr Information darüber?
- Brauche ich das? Wird das meine Probleme lösen?
- Wie kann ich mir das Angebot zugänglich machen?

Meine Website, meine Vorträge und meine Praxisbroschüre sind schon im Kontakt mit potenziellen Patienten (B_0) darauf eingerichtet, diese Fragen zu beantworten. Es ist durchaus üblich, dass ein potenzieller Patient diese Beziehungsebene überspringt und sich gleich zu einer „Ersten Sitzung" (B_2) anmeldet. Nach der Anmeldung bekommen diese Patienten einen Anamnesebogen und die Patientenbroschüre zugeschickt. Den Anamnesebogen müssen sie ausfüllen und sofort zurückschicken, damit ich mich auf unser erstes Treffen vorbereiten kann. Durch die Praxisbroschüre kann sich der Patient darüber informieren, was ihn erwartet.

Interessenten, die sich noch nicht zur Vereinbarung eines ersten Termins entschließen können, werden aufgefordert, anzurufen und sich telefonisch vertiefende Antworten auf ihre Fragen zu holen.

Meine Patienten der Beziehungstiefe B_2 – Erstpatienten

Nun hat sich der Patient zur „Ersten Sitzung" angemeldet. Er ist Erstpatient und in die Beziehungsebene B_2 eingetreten. Im direkten Kontakt mit ihm kann es mir gelingen, die Beziehung weiter zu vertiefen und nachhaltig tragbar zu gestalten. Dazu setze ich die Kommunikationstechniken ein, die wir in Kapitel 5 besprechen werden. Die Inszenierung der Ersten Sitzung wird Inhalt des Kapitels 6 sein. Dort beschreiben wir die Details. Hier so viel: Schlüsselstelle der Ersten Sitzung ist mein Verständnis für das Anliegen, die Motive und die Erwartungen (Werteschöpfungsbedürfnisse) des Patienten. Des Weiteren befrage und untersuche ich den Patienten bezüglich seiner Symptome und Beschwerden. Dadurch bekomme ich eine mehr oder weniger klare Vorstellung von der Situation meines Patienten. Darüber kläre ich den Patienten ausführlich auf. Er muss seine Situation und den Weg aus dieser Situation heraus genau verstehen und einsehen. Typischerweise rate ich dem Patienten zu einer Probebehandlung. Sie wird zeigen, ob meine Maßnahmen die Beschwerden des Patienten lindern können oder nicht. Dieses defensive und kostengünstige Vorgehen ist dem Patienten in der Regel sehr plausibel. Er stimmt der Probebehandlung zu. Unsere Beziehung vertieft sich.

Meine Patienten der Beziehungstiefe B_3 – Wiederholungspatienten

Ab dieser Beziehungsebene ist der Hauptgrund für eine Vertiefung der Beziehung zwischen mir und meinem Patienten die Verbesserung seiner Lebensqualität. Gelingt mir dies, wird der Patient immer mehr zu *meinem* Patienten: Er ist immer mehr davon überzeugt, dass meine Vorschläge und Maßnahmen wirksam sind. Die nächsten Schritte in meinem Behandlungskonzept sind dabei vertiefende zahnärztliche Untersuchungen sowie vertiefende Untersuchungen in meinem interdisziplinären Netzwerk. Dies mündet zahnärztlich in eine Aufbiss-Schienen-Therapie, die durch interdisziplinäre Behandlungsmaßnahmen begleitet wird.

Meine Patienten der Beziehungstiefe B_4 – Stammpatienten

Grundlegend in meinem Behandlungskonzept ist die Eigeninitiative des Patienten: Schon in der Ersten Sitzung erkläre ich ihm, dass er selbst zur Verbesserung seiner Lebensqualität beitragen kann – ja muss! Ein nachhaltiger Therapieerfolg kann eigentlich nur geschehen, wenn der Patient sich auf eine krankheitsvermeidende und gesundheitsbildende Lebensführung einlässt. Dies muss ich ihm beibringen. Dadurch werde ich vom Behandler zum Berater und Befähiger. Dieser Rollenwechsel trägt wesentlich zur weiteren Vertiefung meiner Beziehung zum Patienten bei. Schließlich steht die definitive zahnärztliche Versorgung an. Sie ist meist sehr aufwändig und kostenintensiv. Aber auf dieser Beziehungsebene spielen die Kosten der Behandlung eine eher untergeordnete Rolle: Der Patient kennt mich mittlerweile genau und weiß, dass er fair und sorgfältig behandelt wird.

Nach Abschluss der definitiven Sanierung bekommt der Patient von mir eine ausführliche Fotodokumentation seiner Behandlung. Ich weiß aus Erfahrung, dass Patienten diese Dokumentation in ihrem Familien- und Bekanntenkreis herumzeigen. So manchen neuen Patienten habe ich auf diese Weise gewonnen. Deshalb gebe ich meinen Patienten auch Praxisbroschüren mit und fordere sie aktiv auf, meine Dienstleistungen weiter zu empfehlen. Neue Patienten geben manchmal auf meinem Anamnesebogen an, wer sie empfohlen hat. Mit dem Empfehler nehme meist Kontakt auf und bedanke mich persönlich bei ihm.

Patienten kommen nach der Sanierung in meinen Erinnerungsdienst: Sie werden in bestimmten Zeitintervallen darüber informiert, dass eine Nachsorgeuntersuchung notwendig ist. Dadurch sehe ich meine Stammpatienten weiterhin regelmäßig und kann sie optimal betreuen.

So setzen Sie Ihr persönliches Patientenbeziehungsmanagement um!

So oder so ähnlich können Sie Ihr Patientenbeziehungsmanagement konzipieren. Dann geht es an die Umsetzung. Beachten Sie dabei, dass es durchaus notwendig ist, verschiedene Konzepte zu erstellen. Zum Beispiel ein Konzept für Diabetiker, ein weiteres für Schmerzpatienten, ein weiteres für Patienten, die an Vorsorgeuntersuchungen interessiert sind. Für die verschiedenen Patientenanliegen entwickeln Sie auch verschiedene Vorgehensweisen zur Vertiefung der Patientenbeziehungen.

Spezialisierung signalisiert Expertenwissen und -können!

Treten Sie gegenüber jeder einzelnen Patientengruppe als Spezialist für dieses Patientenanliegen auf. Auch wenn Sie noch weitere Angebote haben. Tragen Sie diese Angebote nicht wie in einem „Bauchladen“ vor sich her. Nach dem Motto: „Seht her, was ich alles mache!“ Listen Sie also niemals

Ihre ganzen Angebote auf Ihrer Website und in Ihrer Praxisbroschüre auf! Für potenzielle Patienten sollen Sie nicht als „Hansdampf in allen Gassen“ erscheinen, sondern als der Spezialist für ihr spezifisches Anliegen. Befriedigen Sie jedes spezifische Patienteninteresse an Ihnen und Ihrer Praxis mit einer eigenen Themenbroschüre oder einer eigenen Themen-Website. In solchen Broschüren und auf solchen Websites stellen Sie jeweils nur eines Ihrer Angebote dar. Das signalisiert potenziellen und neuen Patienten, dass Sie Experte auf diesem Gebiet sind. Erst auf den tieferen Beziehungsebenen, wenn der Patient Sie schon besser kennt, können Sie ihn damit konfrontieren, was Sie sonst noch machen.

Ressourcen effektiv einsetzen

Überlegen Sie bei der Umsetzung auch, wo Sie Ihre Ressourcen am besten einsetzen: Wo ist der größte Hebel Ihrer Maßnahmen? Informationsmaterial wie Praxisbroschüren und Websites brauchen Sie unbedingt. Hier werden Sie anfangen müssen. Wie für die gesamte Patientenführung gilt auch für das Patientenbeziehungsmanagement, dass Sie Ihre Mitarbeiter einbeziehen müssen (siehe Kapitel 3). Informieren und schulen Sie Ihre Mitarbeiter! Sorgen Sie dafür, dass Ihre Mitarbeiter Ihr Konzept mit tragen!

Die Betreuung von Stammpatienten ist effektiver als die Neupatientengewinnung!

Bedenken Sie, dass nicht in der Neupatientengewinnung sondern in der Betreuung der Stammpatienten das größte Potenzial für Ihren Erfolg liegt! Dort findet Mundpropaganda statt, wenn diese Patienten von Ihren Dienstleistungen begeistert erzählen. Direkte Neupatientengewinnung ist in der Regel aufwändiger und mit mehr Kosten verbunden. Aber nichts hält Sie davon ab, sich sowohl der Neupatientengewinnung als auch der Betreuung Ihrer Stammpatienten zu widmen – wenn Sie genügend Ressourcen für beides haben.

Ständige Entwicklung und Verbesserung

Das Wichtigste: Charisma in der Patientenführung und Charisma im Patientenbeziehungsmanagement sind Prozesse der ständigen Entwicklung und Verbesserung. Diese Prozesse werden und sollen Sie während Ihres ganzen Berufslebens begleiten. Die Qualität Ihres beruflichen Lebens hängt davon ab, wie Sie diese Prozesse gestalten und umsetzen. Bleiben Sie dabei immer flexibel! Wenn etwas nicht funktioniert, machen Sie etwas anderes!

Zusammenfassung

Nun können wir zusammenfassend die Eingangsfragen dieses Kapitels beantworten: Wir gewinnen neue Patienten und binden unsere bestehenden, indem wir die Beziehungen zu unseren Patienten systematisch aufbauen und vertiefen. Dazu definieren wir in einem Patientenbeziehungsmanagement verschiedene Beziehungstiefen bzw. Beziehungsebenen. Wir beschreiben, welche Dialogfragen bzw. Probleme die Patienten auf jeder Ebene haben – also welche Werte sie schöpfen wollen. Darauf gehen wir mit gezielten Maßnahmen ein, wodurch sich die Beziehung zum Patienten automatisch vertieft und immer tragfähiger wird. Die Bindung des Patienten an uns und unsere Dienstleistungen wird im Laufe dieses Prozesses immer weiter zunehmen. An einem praktischen Beispiel haben wir diese Vorgehensweise ausführlich beschrieben.

Kapitel 5

Patientenkommunikation – Wie Sie mit einzelnen Patienten umgehen!

Inhalte und Fragestellungen des Kapitels

In diesem Kapitel besprechen wir den direkten Umgang mit dem Patienten. Wir gehen wieder vom Modell menschlichen Verhaltens aus, das wir in Kapitel 1 besprochen haben. Nur dass wir es jetzt auf zwei Menschen erweitern, die miteinander kommunizieren (Abb. 5-1).

Abb. 5-1: Emotionale Intelligenz im Umgang mit anderen Menschen

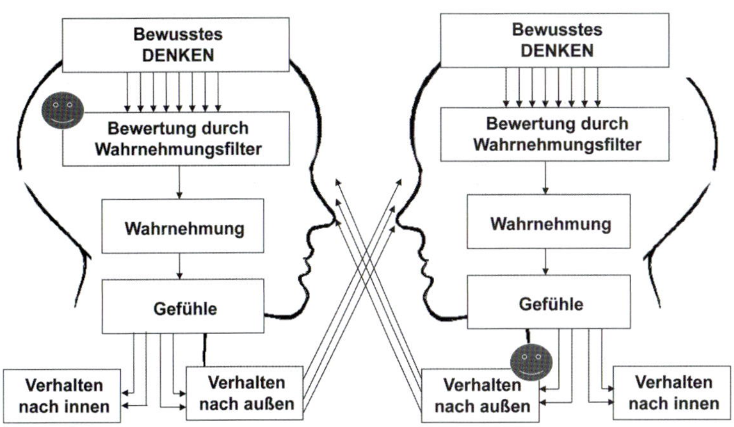

Emotionale Intelligenz im Umgang mit anderen Menschen bedeutet zum einen, dass wir uns in den anderen Menschen hineinversetzen können. Diese Kompetenz nennen wir Empathie. Wir fühlen uns in die Persönlichkeit des anderen ein. Wir stehen vor folgenden Fragen:

Empathie

- Wie können wir uns in den Patienten hineinversetzen?
- Wie erlebt der Patient die Welt? Welche Emotionen und Gefühle drückt er aus?
- Welche Werte will der Patient schöpfen?

Beziehungskompetenz

Zum anderen bedeutet Emotionale Intelligenz, dass wir auf der Basis der Empathie zum anderen Menschen eine tragfähige Beziehung aufbauen können. „Tragfähig" wird eine Beziehung dadurch, dass beide Partner in der Beziehung ihre Werte schöpfen können. Die Kompetenz, solche Beziehungen aufzubauen und zu pflegen, nennen wir Beziehungskompetenz. Wir müssen uns folgende Fragen stellen:

- Wie kommunizieren wir mit Patienten auf der verbalen (sprachlichen) Ebene? Welche Mittel und Methoden stehen uns auf der verbalen Ebene zum Aufbau und zur Vertiefung von Beziehungen zur Verfügung?
- Wie kommunizieren wir mit Patienten auf der non-verbalen (körpersprachlichen) Ebene? Welche Mittel und Methoden stehen uns auf der non-verbalen Ebene zum Aufbau und zur Vertiefung von Beziehungen zur Verfügung?
- Wie machen wir uns Patienten verständlich?

Verbale und non-verbale Botschaften

Unser Maßstab für die Qualität der Kommunikation zwischen uns und unseren Patienten ist Verständlichkeit. Und zwar in beiden Richtungen: Wir müssen den Patienten ebenso verstehen, wie er uns. Nur auf der Basis gegenseitigen Verstehens kann eine Beziehung tragfähig werden und nachhaltig gelingen. Dazu nutzen wir die verbalen und non-verbalen Methoden der modernen Kommunikationspsychologie. Wir gehen dabei von der wissenschaftlichen Erkenntnis aus, dass zwischenmenschliche Kommunikation vor allem auf der nonverbalen Ebene abläuft: Nur 7 % der Kommunikation findet auf der verbalen Ebene statt; 93 % einer Botschaft wird durch Mimik, Gestik, Kopf- und Körperhaltung, Atmung und Tonalität der Stimme übertragen.

Umgang mit Konflikten und dem Überbringen negativer Botschaften

Schließlich müssen wir der Tatsache Rechnung tragen, dass es im medizinischen Kontext – wie in anderen Kommunikationssituationen auch – immer wieder Konflikte zwischen den Gesprächspartnern geben wird. Ebenso stehen wir oft vor der schwierigen Aufgabe, dass wir einem Patienten negative Botschaften überbringen müssen. In diesen Situationen stellen sich die Fragen:

- Wie gehen wir angemessen mit Konflikten um?
- Wie überbringen wir negative Botschaften, ohne unsere Beziehung zum Patienten zu verletzen?

Empathie – die Fähigkeit, sich in die Vorstellungswelt eines anderen einzufühlen

Unsere Auffassung von Empathie (Einfühlungsvermögen) gründet auf der Annahme, dass wir von dem verbalen und non-verbalen Verhalten unseres Gesprächspartners auf dessen Vorstellungswelt schließen können: Wir können Vermutungen darüber anstellen, wie der andere die Welt bewertet und erlebt, also welche Werte er schöpfen will (seine Motive), wie er die Welt wahrnimmt, welche Emotionen und Gefühle diese Wahrnehmungen hervorrufen und wie er über die Welt denkt.

Spiegelneuronen – das neurophysiologische Substrat der Empathie

Das neurophysiologische Substrat für Empathie sind die so genannten Spiegelneuronen. Die moderne Neurobiologie versteht darunter neuronale Netze in der Großhirnrinde, mit deren Hilfe ein Mensch in seinem Gehirn „spiegeln" kann, was in dem Gehirn eines anderen Menschen vor sich geht bzw. vor sich gehen könnte. Das heißt: Ein Mensch kann mit Hilfe seiner Spiegelneurone eine Vorstellung davon bekommen, welche Vorstellungen ein anderer Mensch hat. Aber Vorsicht: Nur allzu oft liegen wir mit unseren „Spiegelungen" daneben, weil sich unsere eigenen Vorstellungen zu stark einmischen. Wenn unsere Vorstellungen nicht zutreffend sind, kann die Kommunikation scheitern. Aber wir können lernen, die „Treffsicherheit" unserer Empathie zu erhöhen. Und zwar mit folgenden Methoden und Techniken.

Hören und Sehen – die Fähigkeit zur sinnlichen Wahrnehmung

Als Erstes ist unsere Empathie von unserer Fähigkeit zur sinnlichen Wahrnehmung abhängig – vor allem vom Hören und vom Sehen: Wir hören die verbalen Äußerungen des Gesprächspartners und sehen die non-verbalen Signale, die er aussendet. Beim Hören konzentrieren wir uns auf die gesprochenen Worte und Sätze ebenso wie auf die Tonalität der Stimme. Beim Sehen achten wir auf Gesichtsausdruck, Kopf- und Körperhaltung, die Haltung der Hände und vor allem auf die Atmung unseres Gegenübers.

Wenn Sie beginnen, Ihre sinnliche Wahrnehmung in Kommunikationssituationen zu schulen, ist es Ihnen sicher nicht möglich, alle Aspekte auf einmal zu beachten. Nehmen Sie sich einen Aspekt nach dem anderen vor! Tun Sie das immer wieder – über eine lange Zeit! Dann werden Sie sehen, wie Sie im Laufe der Zeit Ihre Gesprächspartner immer besser und umfassender wahrnehmen können.

Richtig zuhören!

Auch wenn die verbale Kommunikation nur 7% einer gesamten Botschaft ausmacht, ist es für uns doch wichtig, genau zu verstehen, was ein Patient sagt. Dazu ist das richtige Zuhören Voraussetzung. Und das will gelernt sein. Nur zu leicht verfallen wir in die Angewohnheit, unsere eigenen Gedanken zu entwickeln und schon unsere nächsten Sätze zu formulieren, während der andere noch spricht. Wir müssen wirklich verstehen wollen, was der andere sagt, und uns nur auf ihn konzentrieren.

Schulz von Thun – die vier Aspekte einer Aussage

Besonders hilfreich ist uns das Modell der vier Botschaften des Hamburger Kommunikationspsychologen *Friedemann Schulz von Thun*. Er geht davon aus, dass jeder gesprochene Satz nicht nur einen sachlichen Inhalt (Sach-Botschaft) wiedergibt. Vielmehr sagt unser Gesprächspartner mit jedem

Satz auch etwas über sich selbst aus (Ich-Botschaft) und über seine Beziehung zu uns (Beziehungsbotschaft). Und schließlich ist in jedem Satz auch ein mehr oder weniger versteckter Appell an uns erkennbar (Appell-Botschaft). *Schulz von Thun* spricht von den „vier Mündern" des Senders einer Aussage. Dem gegenüber hat der Empfänger der Aussage „vier Ohren": Er kann die Sach-Botschaft heraushören und darauf reagieren, aber auch auf jede der anderen drei Botschaften.

Ein Beispiel

Schulz von Thun gibt ein eindrucksvolles Beispiel dafür: Ein Ehepaar fährt im Auto. Die Frau sitzt am Steuer. Der Mann sagt: „Die Ampel da vorne ist rot!" Was meint der Mann mit dieser Aussage? Will er seiner Frau helfen? Traut er ihr nicht zu, dass sie das selber erkennt? Meint er, dass sie zu schnell dran ist, und appelliert er an sie, die Geschwindigkeit zu reduzieren? Wirft er ihr vor, dass sie nicht richtig Autofahren kann? Was hört die Frau? Weil die Ampel tatsächlich auf rot steht, ist zunächst einmal die Sach-Botschaft richtig. Die Frau hat auch gesehen, dass die Ampel rot ist. Sie kann die Aussage ihres Mannes als freundlichen Beitrag zur Verkehrssicherheit deuten. Sie kann aber auch einen Vorwurf und mangelndes Vertrauen in ihre Fahrkünste heraushören und entsprechend reagieren. Unter Umständen missversteht sie die Aussage ihres Mannes und seine ursprüngliche Absicht…

Aufgrund der „vier Münder" und der „vier Ohren" kann in einer Kommunikationssituation vieles schief laufen. Der gute Kommunikator muss zweierlei tun: Zum einen hört er genau hin und versucht, alle vier Botschaften zu identifizieren. Will er sicher gehen, dass er alle vier Botschaften richtig verstanden hat, wiederholt er die Aussage in seinen eigenen Worten oder er fragt konkret nach. Zum anderen formuliert er seine eigenen Aussagen so deutlich wie möglich. Ich-Botschaften, Beziehungsbotschaften und Appelle versteckt er nicht in Sach-Botschaften, sondern spricht sie direkt an.

Üben! Üben! Üben! Aber immer nur eine Übung auf einmal!

Alle diese Fähigkeiten (wie übrigens alle Methoden und Techniken, die wir in diesem Buch beschreiben) wollen gelernt sein. Nehmen Sie sich immer nur eine Fähigkeit oder Technik auf einmal heraus! Üben Sie diese für eine gewisse Zeit! Wenden Sie sich dann einer weiteren Fähigkeit oder Technik zu! Im Grunde ist das Erlernen kommunikativer Kompetenzen ein lebenslanger Prozess. Hören Sie nie auf zu üben! Mehr und mehr dieser Fähigkeiten und Techniken werden Ihnen „in Fleisch und Blut übergehen".

Das Anliegen eines Patienten

Zum Identifizieren des Patientenanliegens ist uns wieder das Dialogfragenmodell des Münchener Dialogmarketingexperten *Siegfried Vögele* sehr nützlich (siehe auch Kapitel 4). *Vögele* hat entdeckt, dass in Kommunikationssituationen jeder Gesprächspartner bewusste oder unbewusste Fragestellungen im Kopf hat, die er durch den Dialog mit seinem Gegenüber beantwortet haben will. Für eine gelingende Kommunikation sollten wir diese Dialogfragen herausfinden und in unserer Gesprächsführung darauf eingehen – auch ohne dass der Patient diese Fragen explizit gestellt hat. Unser Gesprächspartner wird sich dadurch verstanden und angenommen fühlen. Wir können sogar für jede Arzt-Patientenbeziehung bestimmte Dialogfragen voraussetzen, noch bevor wir den Patienten zu Gesicht bekommen. In Kapitel 6 „Inszenierung der Ersten Sitzung" werden wir diese impliziten Dialogfragen ausführlicher besprechen.

Werte erkennen – die Motive und Erwartungen eines Patienten

Es geht bei empathischer Kommunikation auch darum zu erkennen, wie der Gesprächspartner die Welt bewertet. Also welche Werte er schöpfen will, was seine Motive sind. Dies ist gerade in der Arzt-Patientensituation wichtig: Wir müssen gleich zu Beginn unserer Beziehung das Anliegen des Patienten, seine Motive und seine Erwartungen genau verstehen. Darauf müssen wir unbedingt eingehen. Nur dann kann uns der Aufbau einer tragfähigen und vertrauensvollen Beziehung gelingen.

Eigentlich ist das Erkennen von Werten sehr einfach. In nahezu jedem Satz, den Menschen aussprechen, kommen Wertungen vor. Nur sind wir nicht darin geschult, diese Werturteile herauszuhören. Ein Patient sagt zum Beispiel: „Ich leide seit Monaten an Rückenschmerzen. Ich kann meinen Beruf nicht mehr richtig ausüben, von Sport gar nicht zu reden. Keiner konnte mir bisher helfen. Die konnten mir noch nicht einmal sagen, was mir genau fehlt. Es hat sich ja auch keiner die Zeit genommen, mit mir ausführlich zu sprechen. Immer nur Röntgenbilder, Blutuntersuchungen, in die Röhre haben sie mich gesteckt. Ich weiß nicht mehr, was ich tun soll." Dieser Patient will die Kontrolle über sein Leben zurückgewinnen (Werte: Lebensqualität, Leistungsfähigkeit, Beweglichkeit). Er sucht Hilfe und jemanden, der sich Zeit für ihn nimmt (Werte: Zuwendung, Anerkennung, Sicherheit). Er will verstehen, was mit ihm passiert (Wert: Verständnis, Sicherheit). Er empfindet seine Lage als aussichtslos (Werte: Zuversicht, Hoffnung). Wenn wir uns so verhalten, dass der Patient bei uns diese Werte schöpfen kann, bauen wir eine tragfähige und vertrauensvolle Beziehung zu ihm auf. Eine solche Beziehung ist nicht nur die Voraussetzung für den Behandlungserfolg, sondern bereits ein Riesenschritt in diese Richtung.

Grinder – das Cats&Dogs-Modell

Unser wichtigstes und wirkungsvollstes Modell zur Steigerung der Empathie ist das Cats&Dogs-Modell des amerikanischen Kommunikationsexperten *Michael Grinder*. Es ist ein einfaches Modell, um in einer Kommunikationssituation die aktuelle Kommunikationsabsicht eines Menschen einzuschätzen und entsprechend mit ihm umzugehen. Es ist deshalb einfach, weil es Menschen in nur zwei Kategorien – nämlich Cats und Dogs – einteilt. Aber Vorsicht: Wir müssen uns der Tatsache bewusst sein, dass wir mit dieser einfachen Kategorisierung die komplexe Wirklichkeit menschlicher Persönlichkeitstypen nur sehr unvollständig abbilden und in der Beurteilung unseres Gesprächspartners völlig daneben liegen können. „Katzen" und „Hunde" sind natürlich nur die Metaphern dieser beiden Kategorien. *Michael Grinder* benutzt diese Metaphern, weil jeder von uns Erfahrungen mit Katzen und Hunden hat und deren Verhaltensweisen kennt. Er erklärt dies wie folgt:

Die Metapher von Hunden und Katzen

Einem Hund geben wir zu fressen, Wasser zu saufen, ein Dach über dem Kopf. Der Hund denkt: „Mein Herrchen gibt mir all dies. Er sichert meine Existenz. Mein Herrchen muss Gott sein!" Auch einer Katze geben wir zu fressen, zu saufen und ein Dach über dem Kopf. Aber die Katze denkt: „Ich bekomme hier alles, was ich will. Ich habe einen Diener, der meine Existenz sichert. Ich muss Gott sein!"

Beziehungsorientierte Menschen („Hunde") – sachorientierte Menschen („Katzen")

Mit dieser humorvollen Metapher beschreibt *Grinder* zwei Typen von Menschen in Bezug auf ihre Kommunikationsabsichten: Die beziehungsorientierten Menschen (Dogs) und die sachorientierten Menschen (Cats). Dabei weist er uns aber auf zwei Prinzipien hin:

Die „reduktionistische" Einteilung der Kommunikationsabsicht von Menschen in nur zwei Kategorien ist sehr grob, und wir werden mit dieser Vereinfachung der Vielschichtigkeit menschlicher Persönlichkeiten auch nicht annähernd gerecht. Aber wir müssen ja unseren Gesprächspartner nicht in seiner ganzen Persönlichkeit erfassen. Wir brauchen lediglich eine schnelle und sichere Einschätzung seiner augenblicklichen Kommunikationsabsicht. Wir müssen seine aktuelle Absicht treffend einschätzen, um angemessen mit ihm umgehen zu können. Und dazu eignet sich die einfache Einteilung in Beziehungs- und Sachorientierung hervorragend: Wir wollen bestimmen, ob der Mensch hier und jetzt mehr an einer Beziehung mit uns interessiert ist oder mehr an einem sachlichen Austausch von Informationen.

Außerdem müssen wir beachten, dass wir Menschen nicht eindeutig und dauerhaft in nur eine Kategorie einordnen dürfen. Ob ein Mensch beziehungsorientiert oder sachorientiert kommuniziert, hängt auch vom Kontext der augenblicklichen Kommunikationssituation ab: Innerhalb kurzer Zeit kann ein Mensch von der Beziehungsorientierung zur Sachorientierung schwenken und wieder zurück. In seiner Familie kann er sich ausgesprochen beziehungsorientiert verhalten, in seinem beruflichen Umfeld dagegen fast ausschließlich sachorientiert. Also: Legen Sie einen Menschen nie auf eine Kategorie fest! Seine Kommunikationsabsicht kann sich von einer Sekunde auf die andere ändern.

Die Kategorien sind relativ und können wechseln.

Für uns ist bezüglich des direkten Umgangs mit Patienten die Beantwortung der folgenden beiden Fragen wichtig:

- Wie können wir schnell und sicher die aktuelle Kommunikationsabsicht unseres Patienten erkennen? Verhält sich der Patient uns gegenüber und in diesem Augenblick mehr beziehungsorientiert oder mehr sachorientiert? *Michael Grinder* spricht in dieser Hinsicht von *reading a person.*
- Wie gehen wir mit unserem Patienten um, wenn er sich beziehungsorientiert verhält? Wie, wenn er sich sachorientiert verhält? Dies nennt *Michael Grinder dealing with a person.*

Beim „Lesen“ unseres Kommunikationspartners konzentrieren wir uns auf die non-verbalen Signale, die er aussendet. Non-verbale Kommunikationssignale betreffen Haltung und Bewegung von Kopf, Körper und Händen sowie die Lautstärke, Rhythmus und Tonalität der Stimme (Stimmmuster) und die Blickrichtung der Augen. Tabelle 5-1 listet die nonverbalen Signale auf, die sich besonders eignen, um zwischen Beziehungsorientierung („Hund“) und Sachorientierung („Katze“) zu unterscheiden. Für uns am aussagefähigsten ist, ob unser Patient Augenkontakt sucht und hält oder nicht.

reading a person – die Kommunikationsabsicht eines Menschen schnell und sicher erkennen

Dies erfahren wir schon bei der Begrüßung, wenn wir ihm die Hand geben: Schaut er uns dabei in die Augen oder nicht?

Tab. 5-1: ***reading a person*** **– non-verbale Signale von „Hunden" und „Katzen"**

„Hund"		„Katze"
ja, hält ... aufrecht	**Augenkontakt**	eher nein, hält keinen ...
nickt	**Kopf**	keine Bewegung
modulierend, am Satzende im Ton nach oben	**Stimmmuster**	monoton, am Satzende im Ton nach unten
nach oben	**Handfläche**	nach unten...
lehnt Kopf und Körper nach vorne, macht ermutigende Laute	**Körperhaltung beim Zuhören**	hält Kopf und Körper ruhig und aufrecht

reading a person – was „Hunde" und „Katzen" wollen

Die Einteilung in beziehungsorientierte und sachorientierte Patienten erlaubt uns Einblicke in dessen Persönlichkeit. Wir erfahren viel darüber, wie der Patient die Kommunikation mit uns beurteilt und was er von ihr erwartet (Tab. 5-2). Der „Hund" will eine persönliche Beziehung mit uns eingehen. Er will, dass er uns sympathisch ist. Im Arzt und Therapeuten sieht er in erster Linie den Menschen, weniger die Fachperson. Der beziehungsorientierte Patient sucht zwischenmenschliche Hilfe und sammelt Informationen, die ihm aus seiner Situation heraushelfen können. Er kann sich aber nur schwer entscheiden und will keine Verantwortung übernehmen. Er will, dass wir uns für ihn entscheiden und das Richtige für ihn tun. Er will sich passiv verhalten können. Wir sind die Führer. Er ordnet sich unter, passt sich uns an und gibt sich kooperationsbereit. Er arbeitet gern in einer Gruppe. Er will uns mit seinem Verhalten zufriedenstellen.

Ganz anders die „Katze": Für einen solchen Patienten sind wir zwar die Experten, aber in dem Sinne, dass wir die Auftragnehmer sind – seine „Angestellten" – und dass er der Auftraggeber ist. Entsprechend will er mit uns eine Arbeitsbeziehung eingehen und keine persönliche Beziehung. Als Auftraggeber will er entsprechend respektiert werden. Er bestimmt und entscheidet. Auf unsere Expertise greift er nur solange zurück, wie er sie braucht. Wir bereiten die Entscheidungen

Tab. 5-2: *reading a person* – was „Hunde“ und „Katzen“ wollen

„Hund“		„Katze“
persönlich, wollen geliebt werden	**Beziehung**	Arbeitsbeziehung, wollen respektiert werden
Mensch	**Bezogenheit**	Sache
sucht Informationen	**Information**	sendet Informationen
zaudernd	**Entscheidung**	entscheidungsfreudig
zögerlich	**Verantwortung**	verantwortungsbereit
kooperationsbereit	**Kooperation**	wenig kooperationsbereit
hohe Anpassung	**Anpassung**	geringe Anpassung
Menschen zufrieden stellen	**Arbeitseinstellung**	Effektivität in der Sache

vor, aber er entscheidet selbst und übernimmt dafür auch die Verantwortung. Am liebsten ist ihm, wenn wir ihm zeigen, wie er alleine mit seinem Problem fertig wird. Er arbeitet ungern im Team.

Wir mahnen Sie nochmal zu Vorsicht: Hüten Sie sich davor, aufgrund dieser vereinfachten Kriterien einen Patienten ein für allemal in eine „Charakter-Schublade“ zu stecken! Achten Sie dauernd auf die non-verbalen Signale des Patienten (Tabelle 5-1)! Es kann von einer Sekunde auf die andere passieren, dass der Patient von einer Sachorientierung zur Beziehungsorientierung und wieder zurück wechselt oder umgekehrt.

Wie kommunizieren wir selbst? Als „Hund“ oder als „Katze“?

Und ganz wichtig: Beobachten Sie auch sich selbst! Wie verhalten Sie sich? Wie ist Ihre Kommunikationsabsicht? Verhalten Sie sich in Ihrem beruflichen Kontext eher beziehungsorientiert oder eher sachorientiert? Bemerken Sie auch, wie Ihre eigene Kommunikationsabsicht stark von der Kommunikationsabsicht Ihres Gegenüber abhängt. Nur wenn Sie Ihre eigenen Kommunikationsabsichten und die Ihres Patienten erkennen, können Sie bewusst und absichtsvoll (und damit angemessen und erfolgreich) auf die Kommunikation einwirken. In Kapitel 6 werden wir darauf im Kontext der Inszenierung der Ersten Sitzung näher eingehen.

Beziehungskompetenz – die Fähigkeit mit anderen Menschen Beziehungen aufzubauen und zu vertiefen

Nachdem Sie nun wissen, wie Sie mit Hilfe verbaler und nonverbaler Signale Ihren Kommunikationspartner „lesen" können, kommen wir dazu, wie Sie mit ihm eine Beziehung aufbauen und vertiefen können. Auch dabei geht es um verbale und vor allem um non-verbale Kommunikationstechniken. Bleiben wir zunächst bei der Metapher von „Hunden" und „Katzen".

dealing with a person – wie man zu „Hunden" eine Beziehung aufbaut

Mit beziehungsorientierten Patienten eine Beziehung aufzubauen ist einfach: Sie sind ja beziehungsbereit und warten nur darauf. Wir schenken ihnen Aufmerksamkeit, Zuneigung und Anerkennung und zeigen uns ihnen nahbar. Dies tun wir auf der verbalen und non-verbalen Ebene, indem wir

- Augenkontakt aufnehmen und halten,
- unserem Gesprächspartner direkt gegenüber sitzen und ihm Kopf und Oberkörper zuneigen,
- mit dem Kopf nicken und zustimmende Laute (zum Beispiel: „ja", „mhm", „ach so") und Sätze sagen (zum Beispiel: „Das verstehe ich!" „Das hätte ich genauso gemacht!" „Das wäre mir genauso gegangen!" „Das kenne ich aus eigener Erfahrung!"), während der Patient seine Anliegen vorbringt (siehe auch Tabelle 5-5),
- die Tonhöhe unserer Stimme während eines Satzes auf und ab modulieren und sie mit der letzten Silbe des Satzes ansteigen lassen (Abb. 5-5),
- persönliche Gesprächsinhalte wählen und uns für den Patienten als Mensch interessieren,
- Humor zeigen. (Vorsicht: Humor muss angemessen sein. Auch der Patient muss Ihren Humor als Humor auffassen. Wenn Sie sich nicht sicher sind, wie der Patient Ihre witzige Bemerkung aufnehmen wird, verzichten Sie lieber darauf.)

dealing with a person – wie man zu „Katzen" eine Beziehung aufbaut

Der Aufbau einer Beziehung zu sachorientierten Menschen ist schwieriger. Die „Katze" erwartet von uns Kompetenz. Der sachorientierte Patient will von uns als Experten Informationen und Maßnahmen, mit denen er (am besten unabhängig von uns) sein Problem lösen kann. Er will mit

Tab. 5-3: *dealing with a person* – wie man eine Beziehung zu „Hunden" und „Katzen" aufbaut und pflegt

„Hund“	„Katze“
• Frontal positionieren • Aufmerksamkeit schenken • Persönlich anerkennen • Augenkontakt aufnehmen und halten • Zuneigen • Nahbarkeit demonstrieren • Humor • Persönliche Gesprächsinhalte	• Locken: Etwas anbieten, was die „Katze“ nicht weiß oder noch nicht hat! • Kein Augenkontakt (Augen auf ein Objekt richten) • Kompetenz ausstrahlen • Glaubwürdigkeit demonstrieren • Sachliche Gesprächsinhalte • Herausfordern! Fordern! • Entwicklungschancen aufzeigen • Dominieren!

uns eine professionelle, keine persönliche Beziehung eingehen. Diese professionelle Beziehung bleibt erhalten, solange wir der „Katze“ etwas bieten können, was sie noch nicht weiß oder noch nicht besitzt. Damit „locken“ wir die „Katze“ an.

Der sachorientierte Patient liebt die Eigenverantwortung. Am liebsten wäre es ihm, wenn er den Arzt oder Therapeuten nicht bräuchte, sondern sein Problem selbst lösen könnte. Er will von uns gefordert werden, indem wir ihm Entwicklungschancen aufzeigen, und er nimmt die Herausforderung zur Eigeninitiative gerne an.

Wir müssen also gegenüber sachorientierten Patienten dauerhaft Kompetenz und Glaubwürdigkeit ausstrahlen. Dies tun wir auf der verbalen und non-verbalen Ebene, indem wir

- uns nicht frontal, sondern schräg oder seitlich zum Patienten setzen,
- aufrecht sitzen, unseren Rücken nicht an den Stuhl lehnen und den Oberkörper gerade halten,
- in den Bauch atmen (Eine tiefe Bauchatmung signalisiert im Gegensatz zur flachen Brustatmung Entspannung und strahlt Kompetenz aus.),

- keinen Augenkontakt aufnehmen (Stattdessen richten wir unseren Blick auf eine Karteikarte, ein Notizblatt oder einen Computerbildschirm und dokumentieren die Anliegen des Patienten. Nur hin und wieder blicken wir auf und testen, ob der Patient bereit ist, sich auf Augenkontakt einzulassen. Dies würde uns signalisieren, dass er seine Kommunikationsabsicht von Sachorientierung zur Beziehungsorientierung gewechselt hat. In diesem Fall würden wir unser eigenes Verhalten sofort anpassen und mit diesem Patienten beziehungsorientiert umgehen.),
- beim Sprechen die Tonhöhe unserer Stimme gleichhalten und mit der letzten Silbe eines Satzes absenken (Abb. 5-5),
- nur sachliche (fachliche) Gesprächsinhalte wählen (Es geht ausschließlich um die Lösung des medizinischen Problems des Patienten.),
- seinem Augenkontakt standhalten, wenn er diesen aktiv sucht. (Es kann sein, dass der sachorientierte Patient testen will, wie sicher wir uns unserer Sache sind. Wenn wir schüchtern zur Seite blicken, strahlen wir keine Kompetenz aus. Halten wir dem Augenkontakt stand, bis der Patient zur Seite blickt, haben wir uns durchgesetzt.)

Grundbedingungen der Kommunikation mit Patienten

Unabhängig von der individuellen Kommunikationsabsicht eines Patienten gehen wir nun auf zwei Grundbedingungen unserer Vorstellung von einer gelingenden Kommunikation zwischen Arzt/Therapeut und Patienten ein:

1. Unsere Kommunikation mit dem Patienten muss fair und gleichberechtigt erfolgen. Wir dürfen Patienten nicht zu unserem Eigennutz manipulieren, dominieren oder ihnen gar psychische Gewalt antun (zum Beispiel durch Demütigung). Das Ergebnis unserer Kommunikation mit einem Patienten muss beiderseitiger Nutzen sein.
2. Unsere Kommunikation muss verständlich sein. Wir sollen nicht mit unserem fachlichen Wissen brillieren, sondern dem Patienten schnell und wirkungsvoll ein Verständ-

nis seiner Situation vermitteln und ihm einen plausiblen Lösungsweg aufzeigen.

Die Kommunikation zwischen zwei Menschen führt immer zu Ergebnissen. Drei Ergebnisszenarien sind möglich (Abb. 5-2):

Abb. 5-2: Ergebnisszenarien von Kommunikation

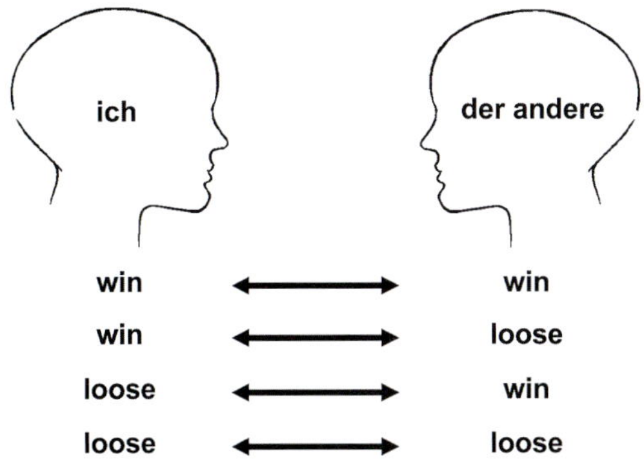

win-win-
Kommunikation

- Beide Gesprächspartner ziehen Nutzen aus der Kommunikation. Beide gewinnen: Wir nennen das eine *win-win*-Kommunikation. Diese Art der Kommunikation streben wir mit unseren Patienten an. Wir wollen, dass unser Patient Nutzen aus der Beziehung mit uns zieht. Seien Sie sich aber auch im Klaren, welchen Nutzen Sie für sich erzielen wollen!

win-loose-
Kommunikation

- Nur ein Gesprächspartner zieht Nutzen aus der Kommunikation: Wir nennen das eine *win-loose*-Kommunikation. Achten Sie immer darauf, mit welcher Absicht der Patient mit Ihnen kommunizieren will. Versuchen Sie zu verstehen, welches Ergebnis der Patient anstrebt und welchen Nutzen er aus dem Kontakt mit Ihnen ziehen will. Ist der Patient vielleicht nur auf seinen Eigennutz bedacht? Will er mit Ihnen gar nicht *win-win*-kommunizieren? Schützen Sie sich rechtzeitig vor unfairer Kommunikation von Seiten eines Patienten! Falls notwendig: Brechen Sie die Beziehung mit solchen Patienten ab! Manchmal können wir uns jedoch absichtlich so verhalten, dass wir selbst verlieren und der andere gewinnt: Für unsere Kinder zum Beispiel verzichten wir gerne auf unseren eigenen Nutzen. Auch im Umgang mit unseren Patienten sind solche Situationen denkbar, in denen uns das Wohl eines Patienten über unser eigenes geht.

*loose-loose-*Kommunikation

- Die Gesprächspartner kommunizieren so miteinander, dass keiner Nutzen aus der Kommunikation zieht und beide verlieren. Wir nennen dies eine *loose-loose*-Kommunikation. Eine solche Kommunikation ist kontraproduktiv – ja sogar pathologisch – und mutet selbstzerstörerisch an. Im Umgang mit Patienten – wie eigentlich mit allen Menschen – hat diese krankhafte Form der Kommunikation nichts zu suchen.

Kontrolldramen

Die *win-loose*-Kommunikation kommt im Alltag am häufigsten vor: Viele Menschen wollen die Emotionen, Gefühle und das Verhalten ihres Kommunikationspartners kontrollieren. Dazu inszenieren sie verschiedene Verhaltensweisen – die so genannten Kontrolldramen (Tabelle 5-4). Mit Hilfe dieser Verhaltensweisen versuchen sie, andere Menschen zu dominieren. Dies ist unserer Meinung nach eine Form von Gewaltausübung – keine körperliche Gewalt aber durchaus psychische Gewalt. Prüfen Sie selbst! Gehen Sie Ihre eigenen Verhaltensweisen in Kommunikationssituationen durch! Erinnern Sie sich an Kommunikationssituationen, in denen Ihr Gesprächspartner Kontrolldramen inszeniert hat! Inszenieren Sie manchmal selbst Kontrolldramen? Jeder kann das und jeder tut das – mancher mehr, mancher weniger!

Gewalttätige Kommunikation

Der amerikanische Kommunikationspsychologe *Marshall Rosenberg* hat diese Verhaltensweisen analysiert. Er hat erkannt, dass Kontrolldramen durch subjektiv wertende Wahrnehmungen entstehen (Abb. 5-3). Zur Erklärung nehmen wir wieder das Modell menschlichen Verhaltens aus Kapitel 1 zu Hilfe: Jede Sinnesempfindung passiert den individuellen Wahrnehmungsfilter eines Menschen. Aufgrund

Tab. 5-4: Kontrolldramen

win	Kontrolle durch … →	**loose**

aggressiv sein
fordern
eindringlich bitten
nörgeln
jammern
„Opfer“ spielen
Liebe entziehen
arrogant sein
schadenfreudig sein
übel nachreden
zynisch sein
ein schlechtes Gewissen einreden
Schuldgefühle einreden
verhören
verbessern oder belehren
(ohne Erlaubnis) Ratschläge geben
(ohne Erlaubnis) trösten oder bemitleiden
und so weiter …

seiner Erinnerungen, Erfahrungen, Überzeugungen, Annahmen, Meinungen, Glaubenssystemen usw. bewertet und erlebt der Mensch seine Umwelt. Es entsteht seine subjektive und immer emotionale Wahrnehmung der Welt. Aus dieser subjektiven Bewertung entsteht irgendeine Form des Kontrolldramas, indem er sie gegenüber seinem Kommunikationspartner als „wahr“ und unbedingt zutreffend deklariert. Diese Art der bewertenden Kommunikation nennt *Rosenberg* „gewalttätige“ Kommunikation. Tatsächlich können aus dieser Form der Kommunikation ernste Konflikte entstehen.

Ein Beispiel für gewalttätige Kommunikation

Besonders gegenüber Kindern wird diese Art der Kommunikation häufig angewendet. Deshalb dazu ein Beispiel: Ein Vater taucht im Zimmer seines 11-jährigen Sohnes auf. Das Zimmer ist nicht aufgeräumt. Schul- und Spielsachen liegen wild durcheinander. Der Vater hat seinen Sohn schon oft befohlen (Kontrolldrama!), Ordnung in seinem Zimmer zu halten. Zum wiederholten Mal hat sich sein Sohn nicht an seine Anordnungen gehalten. Wut und Zorn steigen im Vater auf, als er das Zimmer wieder unaufgeräumt vorfindet. Er schaut ihm direkt ins Gesicht (Kontrolldrama!) und schreit (Kontrolldrama!): „Maximilian! Was soll schon wieder dieser Saustall hier? [Bewertung!] Schon tausendmal [Kontrolldrama!] habe ich Dir gesagt, dass Du Ordnung halten sollst. [Kontrolldrama!] Was soll mal aus dir werden? Ein Versager [Bewertung!], der sein Leben nicht in Ordnung halten kann [Kontrolldrama!]. Du bist ein Nichtsnutz [Bewertung!]. Du hast eine Woche Hausarrest [Kontrolldrama]. „Überlegen Sie, wie sich Maximilian fühlt! Ist diese Form der psychischen Gewalt (vor allen gegenüber Kindern) nicht genauso abzulehnen wie körperliche Gewalt?

Abb. 5-3: Bewertende und gewaltfreie Kommunikation

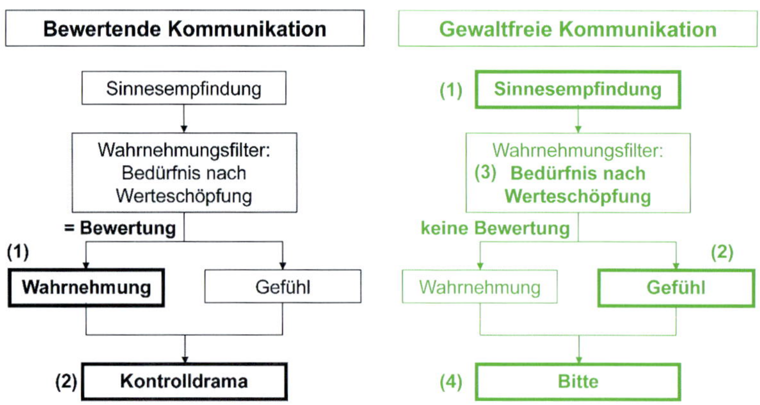

Gewaltfreie Kommunikation

Im Gegensatz dazu lehrt *Rosenberg* die „gewaltfreie Kommunikation". Sie besteht aus vier Schritten: Der Kommunizierende beschreibt zunächst seine Sinnesempfindung. Dann wird er sich seines Wahrnehmungsfilters bewusst und seiner Bewertung der Situation. Er erkennt das Bedürfnis nach Werteschöpfung, das hinter seiner Bewertung steckt. Er verzichtet im zweiten Schritt auf die Äußerung der Bewertung und spricht dafür sein Bedürfnis direkt an. Im dritten Schritt wird er sich seiner Gefühle bewusst und spricht sie ebenfalls an. Und zwar in Form der positiven Gefühle, die in ihm entstehen, wenn sein Bedürfnis befriedigt wird. Im vierten und letzten Schritt bittet er bzw. appelliert er an seinen Gesprächspartner, sich entsprechend zu verhalten. Diese Bitte wie auch den Appell darf der Gesprächspartner ablehnen.

Ein Beispiel für gewaltfreie Kommunikation

Hier unser Vater-Sohn-Beispiel, aber jetzt im Sinne der gewaltfreien Kommunikation: Der Vater kommt ins Zimmer und sieht die Schul- und Spielsachen verstreut auf dem Boden liegen. Er richtet seinen Blick auf die herumliegenden Sachen: „Maximilian! Ich sehe Deine Schul- und Spielsachen verstreut auf dem Boden liegen [Schritt 1: Sinnesempfindung]. Mir ist Ordnung sehr wichtig. Zum Beispiel im Berufsleben ist Ordnung die Grundlage für produktives und erfolgreiches Arbeiten. Ich möchte Dir Ordnung beibringen, damit Du es später im Leben leichter hast und erfolgreich bist [Schritt 2: Bedürfnis]. [Nun richtet der Vater seinen Blick direkt auf den Sohn.] Das ist mir sehr wichtig und würde mich sehr darüber freuen [Schritt 3: Gefühl]. Bitte räum Dein Zimmer gleich auf, bevor du mit deinen Hausaufgaben weitermachst [Schritt 4: Bitte].“

Gewaltfreie Kommunikation im Umgang mit Patienten

Auch im Umgang mit Patienten bewährt sich die gewaltfreie Kommunikation: Werden Sie sich Ihrer Bewertungen und Ihrer zugrundeliegenden Bedürfnisse bewusst! Verzichten Sie gegenüber dem Patienten darauf, Ihre Bewertungen auszusprechen! Sprechen Sie dafür Ihre Bedürfnisse an! Zum Beispiel die Art und Weise, wie Sie Medizin ausüben wollen. Legen Sie Ihrem Patienten die positiven Gefühle dar, die Sie dabei haben. Bitten Sie Ihren Patienten und appellieren Sie an ihn, sich entsprechend zu verhalten.

Umgang mit Kontrolldramen von Patienten

In gleicher Weise können Sie mit Patienten umgehen, die Ihnen gegenüber Kontrolldramen anwenden. Antworten Sie auf keinen Fall mit einem „Gegen“-Kontrolldrama! So wäre der Konflikt vorprogrammiert. Analysieren Sie vielmehr die subjektiven Bewertungen des Patienten: Finden Sie heraus, welches Bedürfnis er befriedigt haben will – welche Werte er schöpfen will! Prüfen Sie, ob Sie diese Bedürfnisse befriedigen wollen und können oder nicht! Lehnen Sie die Behandlung ab, wenn Sie es nicht wollen oder können! Formulieren Sie die Ablehnung in Form der gewaltfreien Kommunikation! Sprechen Sie die Werte des Patienten direkt an! Zeigen Sie ihm auf, was Sie dazu beitragen können, damit er diese Werte schöpfen kann! Zeigen Sie ihm auf, was er selbst dazu beitragen kann!

Einüben der gewaltfreien Kommunikation

In der konkreten Patientensituation wird Ihnen eine solche Kommunikation kaum auf Anhieb gelingen. Zu sehr sind wir darauf „trainiert", bewertend und in Kontrolldramen zu kommunizieren. Deshalb lernen Sie die gewaltfreie Kommunikation nur, wenn Sie Kommunikationssituationen nachträglich im Sinne einer „Manöverkritik" analysieren und zukünftige Kommunikationssituationen in Ihrer Vorstellung planen (= Antizipation). Ärgern Sie sich nicht über eine misslungene Kommunikation! Kein Mensch kann immer nur erfolgreich kommunizieren. Gewöhnen Sie sich Gelassenheit als grundlegende Einstellung an! Lassen Sie nur positive Gefühlszustände zu! Bleiben Sie locker!

Rational-emotive Therapie nach *Albert Ellis*

Wenn Sie sich näher mit einem positiven Umgang mit Ihren Bewertungen beschäftigen wollen, empfehlen wir Ihnen die Rational-emotive Therapie nach *Albert Ellis*. Sie beschreibt, wie Sie Ihren unbewussten Bewertungen auf die Spur kommen und angemessen damit umgehen können. Es würde den Rahmen dieses Buches sprengen, dass wir uns hier intensiver mit diesen Denkmodellen beschäftigen. Aber wir wollen wenigsten die zehn häufigsten irrationalen Bewertungssysteme auflisten, wie sie *Roman Schmitt* in seinem Buch über die Rational-emotive Therapie aufführt. Vor allem mit diesen Bewertungssystemen haben wir es im Umgang mit unseren Patienten zu tun:

- „Es ist unbedingt notwendig, dass mich alle Menschen lieben und anerkennen, mit denen ich es zu tun habe."
- „Ich bin nur dann ein wertvoller Mensch, wenn ich in jeder Hinsicht kompetent, tüchtig und leistungsfähig bin."

- „Bestimmte Menschen sind einfach von Grund auf böse und schlecht. Sie müssen streng gerügt und bestraft werden."
- „Es ist schrecklich und katastrophal, wenn die Dinge nicht so sind oder laufen, wie ich sie gerne haben will."
- „Menschliches Leiden hat immer äußere, schicksalhafte Ursachen. Ich habe keinen Einfluss darauf."
- „Meine Existenz ist ständig in Gefahr. Ich muss mir ständig darüber Gedanken machen, wie ich das schlimmste vermeiden kann."
- „Es ist besser, wenn ich Gefahren und Problemen ausweiche, anstatt mich ihnen zu stellen."
- „Ich kann nur überleben, wenn ich einen starken Menschen habe, auf den ich mich verlassen kann und auf den ich mich stützen kann."
- „Die Vergangenheit hat entscheidenden Einfluss auf mich. Ich muss in meinem Leben das tun, was ich bisher getan habe. Ich kann mein Leben nicht ändern."
- „Für jedes Problem gibt es nur eine – die perfekte – Lösung. Es ist eine Katastrophe, wenn ich diese perfekte Lösung nicht finde."

Wahrscheinlich kommen Ihnen manche dieser Grundeinstellungen aus dem Umgang mit Ihren Patienten bekannt vor. Überlegen Sie, wie Sie im Sinne der gewaltfreien Kommunikation mit diesen Bewertungen umgehen können!

Verständlichkeit

Neben der Gewaltfreiheit ist die Verständlichkeit die zweite Grundbedingung jeder erfolgreichen Kommunikation zwischen uns und unseren Patienten. Und zwar in beiden Richtungen: Wir müssen den Patienten ebenso verstehen, wie er uns. Nur auf der Basis gegenseitigen Verstehens kann eine Beziehung tragfähig werden und nachhaltig gelingen. Weiter oben haben wir schon besprochen, wie wir uns mit Hilfe der

Empathie in den Patienten hineinversetzen können: Anliegen (Dialogfragen), Motive und Erwartungen des Patienten genau zu verstehen, ist natürlich die Voraussetzung dafür, dass wir unsere Informationsinhalte darauf abstimmen können. Nun besprechen wir, wie wir dem Patienten diese Inhalte verbal und non-verbal verständlich machen können. Dazu nutzen wir Mittel und Methoden der modernen Kommunikationspsychologie. Wieder gilt, dass die non-verbale Ebene der Kommunikation einen größeren Anteil hat als die verbale Ebene.

Verständlichkeit auf der non-verbalen Ebene

Visualisierung – go visual!

Das wichtigste non-verbale Konzept der Verständlichkeit ist die Visualisierung unserer Informationsinhalte: „Go visual!“ hat uns *Michael Grinder* in seinen Seminaren immer wieder eingebleut. Dies kann auf vielfältige Weise geschehen:

- durch Abbildungen und Fotos (u. a. Einsatz eines Computers),
- durch Animationen und Videosequenzen (u. a. Einsatz eines Computers),
- durch Modelle,
- durch handschriftliche Skizzen,
- durch schriftliche Berichte und Behandlungspläne und
- durch direkte Demonstration am Patienten.

Handschriftlicher Behandlungsplan

Die Abbildung 5-4 zeigt einen handschriftlichen Behandlungsplan. Er wurde im Beisein des Patienten erstellt und dem Patienten im Original mitgegeben. Solche Visualisierungen sind wesentlich informativer als das gesprochene Wort. Sie kennen den trivialen Satz: „Ein Bild sagt mehr als tausend Worte.“ Visualisierte Informationen können auch wesentlich leichter erinnert werden. Schriftliche Unterlagen kann der Patient mitnehmen, sie immer wieder nachlesen und sie seinen Vertrauenspersonen zeigen.

Abb. 5-4: Handschriftlicher Behandlungsplan

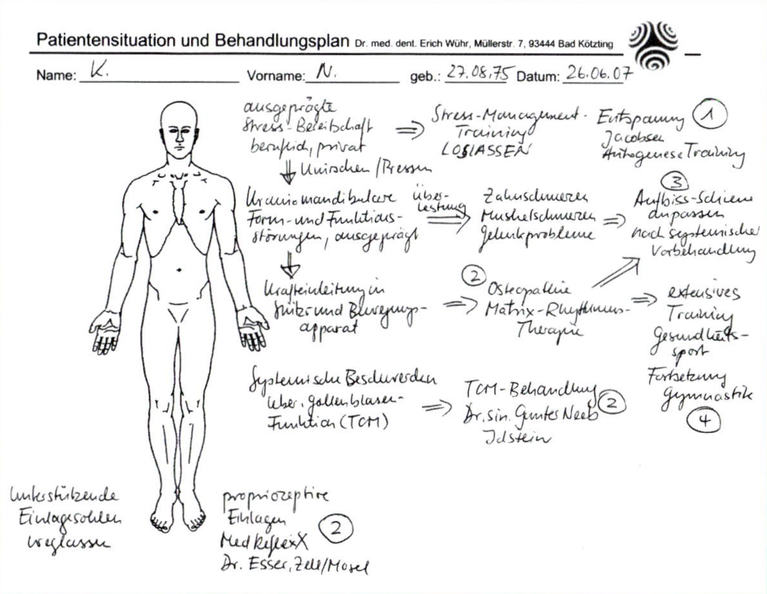

Überlegen Sie, wie Sie das Konzept der Visualisierung zur Verbesserung Ihrer Informationsvermittlung einsetzen können! Allein mit diesem Konzept wird sich die Verständlichkeit Ihrer Informationen deutlich erhöhen. Konzentrieren Sie sich darauf!

Räumliche und zeitliche Rahmenbedingungen

Ein weiteres Konzept non-verbaler Maßnahmen zur Verbesserung der Verständlichkeit sind die optimalen räumlichen und zeitlichen Bedingungen Ihrer Kommunikation mit dem Patienten. Sorgen Sie dafür, dass die Informationsvermittlung in einer ruhigen Umgebung und ungestörten Atmosphäre ablaufen kann. Nehmen Sie sich Zeit! Signalisieren Sie dem Patienten, dass Sie genügend Zeit für ihn haben! Auf keinen Fall dürfen Sie ungeduldig und gehetzt wirken.

Assoziation von Orten und Gefühlszuständen

Es macht in bestimmten Situationen auch durchaus Sinn, die Präsentation negativer Informationen räumlich und zeitlich von der Präsentation positiver Informationen und von Behandlungen zu trennen. In der Psychologie spricht man von der „Kontamination“ von Räumen/Orten mit Emotionen (unbewusst) und Gefühlen (bewusst): Das Erleben eines bestimmten Ortes wird mit dem gleichzeitig auftretenden Gefühlszustand abgespeichert. Dieser Gefühlszustand wird erinnert, wenn man sich wieder an diesem Ort befindet. Erlebt man an einem bestimmten Ort negative Gefühle, dann ist dieser Ort negativ belegt. Und umgekehrt: Erlebt man an einem Ort positive Gefühle, so wird dieser Ort mit diesen positiven Gefühlen assoziiert. Aufgrund dieser Phänomene ist es sinnvoll, wenn sie Orte, an denen Sie Positives mit dem Patienten erreichen wollen, nicht vorher mit negativen Gefühlen „kontaminiert“ haben.

Dies waren aus der Vielzahl non-verbaler Konzepte zur Steigerung der Verständlichkeit unserer Informationsvermittlung die wichtigsten. Sie genügen. Konzentrieren Sie sich bei der Inszenierung Ihrer individuellen Patientenkommunikation nur darauf! Wir verzichten bewusst auf eine umfangreichere und detailliertere Darstellung. Vernachlässigen Sie das weniger Wichtige! Dann machen Sie die schnellsten, größten und wirkungsvollsten Fortschritte bezüglich Ihrer Kommunikationskompetenz. Auf der verbalen Ebene gibt es ebenso vielfältige Methoden und Techniken. Auch davon wollen wir Ihnen nur die wichtigsten vorstellen.

Verständlichkeit auf der verbalen Ebene

Die Struktur der Gesprächsführung ergibt sich aus den Anliegen (Dialogfragen), Motiven und Erwartungen des Patienten.

Auch auf der verbalen Ebene ist das genaue Verstehen der Anliegen (Dialogfragen), Motive und Erwartungen des Patienten die Grundlage und Voraussetzung dafür, dass unsere Informationen verständlich beim Patienten ankommen: Die Informationen müssen vor allem der Beantwortung der Dialogfragen dienen. Gehen sie daran vorbei, sind unsere Informationen für den Patienten nicht von Wert und werden nicht verstanden. Die optimale Gesprächsführung strukturiert sich also an der systematischen Beantwortung der Dialogfragen des Patienten. Dazu wird zunächst die betreffende Dialogfrage durch den Arzt bzw. Therapeuten konkret ausgesprochen. Damit signalisiert er, dass er den Patienten verstanden hat. Er gewinnt dadurch auch die Aufmerksamkeit des Patienten. Er stellt sicher, dass er und der Patient von demselben Problem sprechen. Zusätzlich zu den oben genannten Mitteln der Visualisierung

Verbale Mittel der Kommunikation

- spricht er langsam, deutlich und in kurzen Sätzen,
- vermeidet Fremdwörter und medizinischen Jargon,
- erklärt geduldig unbekannte Begriffe und Zusammenhänge,
- verwendet Beispiele und Metaphern,
- wiederholt die Gesprächsinhalte mehrmals in verschiedenen Varianten,
- unterstreicht seine Erklärungen mit entsprechenden Gesten und
- fragt schließlich direkt, ob der Patient die Informationen verstanden hat und ob sie ihm plausibel erscheinen.

Wenn die Antwort des Patienten darauf unsicher ist oder nicht zu seiner Körpersprache passt, wird die Information einfach wiederholt. Patient und Arzt bzw. Therapeut müssen sich sicher sein, dass die Informationsinhalte vom Patienten verstanden wurden. In der gleichen Weise gehen wir auf die Motive und Erwartungen des Patienten ein. Perfekt gelaufen ist unsere Informationsvermittlung, wenn der Patient etwa sagt: „Das ist mir plausibel! Das leuchtet mit ein! Das ergibt Sinn! Ich fühle mich verstanden! Ich stimme Ihren Vorschlägen zu!“

Glaubwürdigkeit unterstreichen durch das entsprechende Stimmmuster

Hier müssen wir doch nochmal auf ein wichtiges non-verbales Konzept der Kommunikation zurückkommen – das glaubwürdige Stimmmuster und die entsprechende Körperhaltung. Ziel der verbalen Informationsvermittlung ist, dass die Informationen glaubwürdig beim Patienten ankommen, zumindest dass wir glaubwürdig die Informationen aussenden. Dies tun wir, indem wir die Wörter in einem Satz gleichmäßig betonen und mit der letzten Silbe des Satzes unsere Stimme in der Tonlage absenken (Abb. 5-5). Dieses Stimmmuster signalisiert Glaubwürdigkeit. Es steht im Gegensatz zum Stimmmuster der Nahbarkeit, das wir weiter oben im Zusammenhang mit der Empathie besprochen haben. Dabei moduliert der Sprecher seine Stimme während des ganzen Satzes in der Tonhöhe nach oben und unten und betont die letzte Silbe des Satzes mit ansteigender Tonhöhe (Abb. 5-5).

Abb. 5-5: Nahbares und glaubwürdiges Stimmmuster

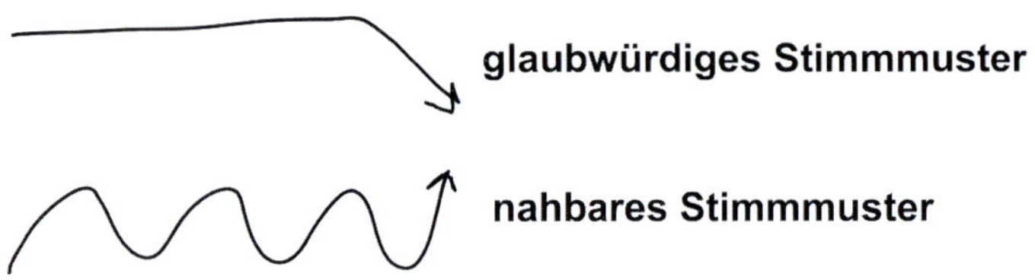

Glaubwürdigkeit ausstrahlen durch eine entsprechende Körperhaltung

Die Glaubwürdigkeit des gesprochenen Wortes kann auch durch die Körperhaltung verstärkt werden. Tabelle 5-5 listet die entsprechenden Möglichkeiten auf.

Tab. 5-5: Glaubwürdigkeit und Nahbarkeit ausstrahlen

glaubwürdig	nahbar, zugänglich
Ruhe, Kopf ruhig	Bewegung, Kopfnicken
Gewicht auf beiden Füßen	Gewicht mehr auf einem Fuß
Zehen zeigen nach vorne	Zehen zeigen nach außen
Arme hängen gerade herab oder sind im rechten Winkel angewinkelt	Arme hinter dem Rücken oder in „Feigenblatthaltung“
Gesten mit den Handflächen nach unten	Gesten mit den Handflächen nach oben
Gesten weiter weg vom Körper	Gesten vom Zuhörer zum Sprecher, Finger gekrümmt

Umgang mit Konflikten und dem Überbringen negativer Botschaften

Abschließend müssen wir der Tatsache Rechnung tragen, dass es im medizinischen Kontext – wie in anderen Kommunikationskontexten auch – immer wieder Konflikte zwischen den Gesprächspartnern geben wird. Ebenso stehen wir oft vor der schwierigen Aufgabe, dass wir einem Patienten negative Botschaften überbringen müssen. In diesen Situationen stellen sich die Fragen:

- Wie gehen wir angemessen mit Konflikten um?
- Wie überbringen wir negative Botschaften, ohne unsere Beziehung zum Patienten zu verletzen?

How Not To Get Shot!

Zur Beantwortung dieser Fragen wenden wir ein Kommunikationsmodell an, das wir ebenfalls von dem amerikanischen Kommunikationsexperten *Michael Grinder* gelernt haben. Im Original heißt es „How Not To Get Shot". Frei übersetzt: Wie man in Kommunikationssituationen von seinem Gesprächspartner nicht „abgeschossen" wird (Tab. 5-6). Wir haben dieses Kommunikationsmodell für unsere Zwecke leicht modifiziert.

1. Gewinnen Sie Zeit!

Konflikte und das Überbringen negativer Botschaften sind in der Regel emotional sehr belastende Situationen. Zumindest bei Konflikten werden wir meist von der Situation überrascht, und es ist schwierig, einen „kühlen Kopf zu bewahren" und rational zu handeln. Deshalb ist es nahezu immer sinnvoll, zunächst einmal Zeit zu gewinnen. Dadurch „kühlen" unsere Emotionen ab. Wir können in Ruhe überlegen, Argumente sammeln, Gegenargumente vorwegnehmen und die Kommunikation planen und inszenieren.

Wenn sich zum Beispiel ein Patient über seine Behandlungsrechnung beschwert, könnten wir folgendes Antworten: „Ich verstehe Ihr Anliegen! Bitte haben Sie Verständnis dafür, dass ich mir die Rechnung erst einmal genau anschauen will, bevor ich mir eine Meinung bilde! Außerdem möchte ich mir für das Gespräch mit Ihnen genügend Zeit nehmen! Ich schlage vor, dass wir uns übermorgen wieder treffen. Sind Sie einverstanden?"

Das Überbringen negativer Botschaften tritt in der Regel nicht spontan auf und lässt sich von vorne herein besser planen und inszenieren als ein Konflikt.

2. Trennen Sie den Ort des Problems vom Ort der Lösung!

Als nächstes ist es wichtig, den Ort des Problems vom Ort der Lösung zu trennen bzw. bestimmte Orte nicht mit dem Problem zu „kontaminieren“. Die negative Stimmung (Emotion) eines Konflikts oder einer negativen Botschaft wird immer zusammen mit der Wahrnehmung des entsprechenden Orts abgespeichert und erinnert – sowohl vom Patienten als auch von Ihnen. Zukünftige Wahrnehmungen oder Erinnerungen des betreffenden Ortes würden die assoziierten negativen Emotionen sofort wieder hervorrufen.

Zum Beispiel sollten Sie Konflikte und das Überbringen negativer Botschaften nicht in Ihrem Behandlungszimmer inszenieren. Dort wollen Sie ja auch weiterhin mit dem Patienten umgehen, und das Behandlungszimmer soll mit den Gefühlen des Vertrauens und der Zuversicht assoziiert bleiben. Besprechen Sie also Konflikte und negative Botschaften in einem anderen Raum!

3. Visualisieren Sie das Problem und die Lösung!

Hier kommen wir wieder darauf zurück, was wir schon weiter oben gesagt haben: Visualisierte Informationen kommen wesentlich verständlicher beim Gesprächspartner an als das gesprochene Wort alleine. Finden Sie Möglichkeiten, wie Sie sowohl das Problem als auch die Lösung visualisieren können! Dazu kommt, dass wir mit der Visualisierung Objekte schaffen, die wir räumlich außerhalb oder innerhalb unserer Beziehung zum Patienten aufstellen können und worauf wir die Aufmerksamkeit des Patienten lenken können. Weiter unten gehen wir auf diesen wichtigen Aspekt ein.

4. Richten Sie Ihren Körper in 90° zum Körper Ihres Gesprächspartners aus!

Achten Sie darauf, dass Sie bei der Besprechung des Problems nicht frontal gegenüber dem Patienten stehen oder sitzen! Sonst wird Ihre Beziehung zum Patienten mit den negativen Emotionen des Konflikts oder der negativen Botschaften „kontaminiert“ und belastet. Richten Sie Ihren Körper vielmehr 90° zum Körper Ihres Gesprächspartners aus!

Diese seitliche Stellung Ihres Körpers ermöglicht Ihnen den nächsten Schritt: Sie können in dieser Position das Problem (zum Beispiel die Rechnung) leichter seitlich präsentieren und besprechen. Würden Sie die Rechnung (das Problem) zwischen sich und dem Patienten halten, würde in der Wahrnehmung des Patienten Ihre Beziehung zu ihm mit negativen Emotionen belastet.

5. Präsentieren Sie das Problem nicht zwischen sich und Ihrem Gesprächspartner, sondern seitlich davon!

Sie haben nun drei Punkte geschaffen, auf die sich Ihre Aufmerksamkeit und die Aufmerksamkeit des Patienten bei der Besprechung des Problems fokussieren können: Sie selbst, der Patient und das visualisierte Problem. Sie können die Aufmerksamkeit des Patienten mit Ihrer Hand und mit Ihren Augen beliebig auf jeden dieser drei Punkte richten: Die Aufmerksamkeit des Patienten wird immer Ihrer Hand und Ihren Augen folgen, wenn Sie Ihre Hand und Ihre Augen gleichzeitig und koordiniert zu einen bestimmten Punkt bewegen. Wenn Sie dagegen die Bewegung von Hand und Augen trennen, wird der Patient immer Ihren Augen folgen. Die Augenbewegungen sind die stärksten non-verbalen Signale.

6. Lenken Sie die Aufmerksamkeit Ihres Gesprächspartners mit Ihren Händen und Ihren Augen!

Zum Beispiel: Wenn Sie dem Patienten in die Augen blicken, bezieht sich jede Information, die jetzt geben, auf die Beziehung zwischen Ihnen beiden. Wenn Sie dann Ihren Blick zum visualisierten Problem wenden und gleichzeitig mit Ihrer Hand (oder Ihrem Finger) auf das visualisierte Problem zeigen, wird der Patienten Ihnen folgen und seine Aufmerksamkeit auf das Problem richten – weg von seiner Beziehung zu Ihnen. Wieder vermeiden Sie die Belastung Ihrer Beziehung durch negative Emotionen.

Dies geschieht auch dadurch, dass Sie bezüglich des Problems in der dritten Person sprechen und die erste Person vermeiden. Damit erschweren Sie es der Wahrnehmung des Patienten, Sie mit dem Problem zu identifizieren.

7. Sprechen Sie über das Problem in der dritten Person! Vermeiden Sie „ich“ und „mein“!

8. Präsentieren Sie die Lösung zwischen sich und Ihrem Gesprächspartner und nicht seitlich davon!

Kommen Sie nun zur Lösung des Problems: Sie haben die Lösung visualisiert. Bringen Sie Ihren Körper frontal zum Körper des Patienten und halten Sie die visualisierte Lösung zwischen Ihnen beiden! Blicken Sie auf die visualisierte Lösung! Augenkontakt mit dem Patienten suchen Sie erst, wenn Sie das Gefühl haben, dass der Patient die Lösung akzeptiert.

9. Sprechen Sie über die Lösung in der ersten Person! Verwenden Sie „ich“ und „wir“!

Bezüglich der Lösung sprechen Sie in der ersten Person und verwenden Wörter wie „ich“, „wir“ und „gemeinsam“. Die Lösung des Problems soll der Patient in seiner Wahrnehmung mit seiner Beziehung zu Ihnen identifizieren.

10. Benutzen Sie systematisch Stimmmuster und Körperhaltung, um nahbar oder glaubwürdig zu sein!

Setzen Sie während der gesamten Kommunikation Ihre Stimmmuster und die entsprechende Körperhaltung ein, um nahbar oder glaubwürdig zu sein – je nachdem, was Ihnen gerade angemessen erscheint: Geht es Ihnen um die Beziehung, so seien Sie nahbar! Geht es Ihnen um Verständlichkeit von Informationen, so seien Sie glaubwürdig!

11. Kommunizieren Sie gewaltfrei!

Für die Konfliktlösung und die Überbringung negativer Botschaften gilt natürlich, was für alle Kommunikationssituationen gilt: Kommunizieren Sie nach den Prinzipien der gewaltfreien Kommunikation (siehe oben)! Enthalten Sie sich jeglicher Bewertung der Persönlichkeit Ihres Gesprächspartners!

Mit dieser Art der Kommunikation werden Sie bei der Konfliktlösung und der Überbringung negativer Botschaften Beziehungshindernisse und Missverständnisse aus dem Weg räumen. Viele dieser Kommunikationssituationen werden positiv verlaufen. Geben Sie sich aber nicht der Illusion hin, Sie und wir könnten damit alle Probleme lösen und jede Situation zum erfolgreichen Abschluss bringen. Wenn Sie zum Beispiel mit absichtlicher Böswilligkeit des Patienten konfrontiert sind, nützen Ihnen die besten Kommunikationstechniken nichts. Sie können dann nur zusehen, dass Sie emotional möglichst unbeschadet aus der Situation herauskommen.

In der Tabelle 5-6 fassen wir die einzelnen Schritte des Umgangs mit Konflikten und der Überbringung negativer Nachrichten nochmal zusammen:

Tab. 5-6: How Not To Get Shot!

1. Gewinnen Sie Zeit!
2. Trennen Sie den Ort des Problems vom Ort der Lösung!
3. Visualisierung Sie das Problem und die Lösung!
4. Richten Sie Ihren Körper in 90° zum Körper Ihres Gesprächspartners aus!
5. Präsentieren Sie das Problem nicht zwischen sich und Ihrem Gesprächspartner, sondern seitlich davon!
6. Lenken Sie die Aufmerksamkeit Ihres Gesprächspartners mit Ihren Händen und Ihren Augen!
7. Sprechen Sie über das Problem in der dritten Person! Vermeiden Sie „ich" und „mein"!
8. Präsentieren Sie die Lösung zwischen sich und Ihrem Gesprächspartner und nicht seitlich davon!
9. Sprechen Sie über die Lösung in der ersten Person! Verwenden Sie „ich" und „wir"!
10. Benutzen Sie systematisch Stimmmuster und Körperhaltung, um nahbar oder glaubwürdig zu sein!
11. Kommunizieren Sie gewaltfrei!

Zusammenfassung

In diesem Kapitel haben wir verbale und non-verbale Kommunikationstechniken für den direkten Umgang mit einem Patienten besprochen. Sie haben gesehen, wie wir versuchen, uns empathisch in einen Patienten einzufühlen und seine Persönlichkeit zu „lesen". Dazu nutzen wir vor allem die Metapher von „Hunden" (beziehungsorientiertes Verhalten) und „Katzen" (sachorientiertes Verhalten). Von diesem Modell ausgehend haben wir dann beschrieben, wie wir Beziehungen zum Patienten aufbauen und vertiefen. Dann haben wir die beiden Grundbedingungen jeglicher Kommunikation besprochen: die gewaltfreie, nicht-bewertende Kommunikation und die Verständlichkeit der Informationsvermittlung. Schließlich haben wir uns den besonderen Kommunikationssituation der Konfliktlösung und der Überbringung negativer Botschaften zugewendet. Dazu haben wir Ihnen die Vorgehensweise „How Not To Get Shot!" erklärt.

Üben! Üben! Üben! Aber immer nur eine Übung auf einmal!

Wir wiederholen es noch einmal: Alle diese Fähigkeiten (wie übrigens alle Methoden und Techniken, die wir in diesem Buch beschreiben) wollen gelernt sein. Nehmen Sie sich immer nur eine Fähigkeit oder Technik auf einmal heraus! Üben Sie diese für eine gewisse Zeit! Wenden Sie sich dann einer weiteren Fähigkeit oder Technik zu! Im Grunde ist das Erlernen kommunikativer Kompetenz ein lebenslanger Prozess. Hören Sie nie auf zu üben! Mehr und mehr dieser Fähigkeiten und Techniken werden Ihnen „in Fleisch und Blut übergehen".

Der Begriff „Inszenierung" ist in diesem Kapitel mehrere Male gefallen. Tatsächlich können wir zukünftige Kommunikationssituationen planen und inszenieren – wie ein Theaterstück. Im nächsten Kapitel beschreiben wir anhand der „Ersten Sitzung", was wir unter der Inszenierung einer Kommunikationssituation verstehen.

Kapitel 6

Die Inszenierung der „Ersten Sitzung"

Inszenierung unserer Kommunikation mit Patienten

In Kapitel 5 haben wir im Zusammenhang mit Kommunikationssituationen den Begriff „Inszenierung" verwendet. Tatsächlich können wir die Kommunikation mit einem Patienten planen und gedanklich antizipieren (vorwegnehmen). Dazu müssen wir uns Gedanken darüber machen, wie wir die räumlichen und zeitlichen Bedingungen unserer Kommunikation mit Patienten so gestalten, dass die Beziehung im Sinne der Tragfähigkeit und des gegenseitigen Nutzens gelingen kann. Wir müssen uns fragen, welche Anliegen (Dialogfragen), Motive und Erwartungen der Patient hat und wie wir darauf eingehen wollen. Außerdem wird der Verlauf der Kommunikation davon bestimmt werden, in welche Rollen wir und der Patient schlüpfen werden. Auch das Rollenverständnis und das Rollenverhalten des Patienten und von uns selbst können wir antizipieren und vorausschauend planen. Obwohl jede Kommunikation von Individualität und Einmaligkeit geprägt ist, können wir doch allgemeine Prinzipien formulieren, die zum Gelingen der Beziehung beitragen. Wir widmen uns der Frage:

- Wie inszenieren wir Kommunikationssituationen in medizinischen Kontexten?

Am Beispiel der „Ersten Sitzung“ werden wir beschreiben, wie wir eine Kommunikationssituation antizipieren und vorausschauend planen – also inszenieren. Die „Erste Sitzung“ ist der Schlüssel für das Gelingen unserer Beziehung zum Patienten: In dieser Sitzung bauen wir die Beziehung auf, um sie in den folgenden Sitzungen zu vertiefen. Prinzipiell können Sie jede beliebige Kommunikationssituation in dieser Art und Weise inszenieren.

Schritt 1: Formulieren Sie die Ergebnisse, die Sie anstreben!

Wenn Sie eine Kommunikationssituation planen – wie immer wenn sie Pläne machen, überlegen Sie sich als Erstes, was dabei herauskommen soll:

- Welche Ergebnisse streben Sie an? Was soll dabei herauskommen?

Für die „Erste Sitzung“ streben wir folgende Ergebnisse an:

1. Wir verstehen das **Anliegen und die Motive des Patienten** genau.
2. Wir verstehen das **Krankheitsmodell des Patienten** und die sich daraus ergebenden Erwartungen des Patienten genau.
3. Informationen als **Entscheidungskriterien für vertiefende Untersuchungen** liegen uns vor.
4. Informationen als **Entscheidungskriterien für die Behandlungsplanung** liegen uns vor.
5. Der Patient versteht unser **Krankheitsmodell** und das sich daraus ergebende **vertiefende diagnostische Vorgehen und das therapeutische Vorgehen** genau.
6. Die Erwartungen und das Krankheitsmodell des Patienten auf der einen Seite und unsere Möglichkeiten und unser Krankheitsmodell auf der anderen Seite sind **kompatibel**.
7. Der Patient ist sich darüber im Klaren, dass sein **eigenverantwortliches Handeln** für den Behandlungserfolg obligat ist.

8. Der Patient ist sich über die **Kosten** der weiteren Diagnostik und Therapie im Klaren.
9. Zwischen uns und dem Patienten ist eine **tragfähige zwischenmenschliche Beziehung** aufgebaut.

Als nächstes überlegen Sie, welchen zeitlichen Verlauf die Kommunikation nehmen kann. Vielleicht kann sie in verschiedene Phasen eingeteilt werden. Es ist durchaus wahrscheinlich, dass der Charakter der Kommunikation in den verschiedenen Phasen unterschiedlich ist.

Schritt 2: Formulieren Sie den zeitlichen Verlauf und die zeitliche Gliederung der Kommunikationssituation!

Wir haben unsere „Erste Sitzung" in vier Phasen eingeteilt:

Phase 1: Befragen und Zuhören

- Begrüßung und Vorstellung
- Risiko-Anamnese
- Anliegen, Motive und Erwartungen des Patienten
- Anamnese

Phase 2: Untersuchen

- Klinische Untersuchung
- Vertiefende Untersuchungen

Phase 3: Planen

Phase 4: Aufklären und Beraten

- Klärung des Krankheitsmodells und der Erwartungen des Patienten
- Aufklärung über unser Krankheitsmodell und unsere Behandlungsmöglichkeiten
- Klärung der Kompatibilität beider Krankheitsmodelle
- Aufklärung über den Behandlungsplan (Maßnahmen und Kosten)

Natürlich kann sich daran gleich die Umsetzung unseres Behandlungsplans anschließen.

Schritt 3: Bestimmen Sie bzw. recherchieren Sie die räumlichen und zeitlichen Bedingungen der Kommunikationssituation!

Als Nächstes bestimmen oder recherchieren Sie die räumlichen und zeitlichen Bedingungen der bevorstehenden Kommunikationssituation. Es kommt darauf an, ob Sie diese Bedingungen beeinflussen können oder diese Bedingungen ganz oder teilweise vorgegeben sind. Im Idealfall können Sie alle Bedingungen frei wählen und gestalten.

Im Fall der „Ersten Sitzung“ können wir die räumlichen und zeitlichen Kommunikationsbedingungen weitgehend selbst beeinflussen. Wir bestimmen, wo wir den Patienten empfangen, befragen, untersuchen und beraten wollen. Ebenso legen wir die Zeit fest, die wir dem Patienten zur Verfügung stellen wollen. Wir haben in der Regel auch alle Instrumente und Beratungsvisualisierungen bereitgestellt.

Schritt 4: Klärung unserer eigenen Anliegen (Dialogfragen), Motive und Erwartungen in den verschiedenen zeitlichen Phasen der Kommunikationssituation!

Auch wir selbst haben Anliegen (Dialogfragen), Motive und Erwartungen an die bevorstehende Kommunikation mit unserem Gesprächspartner. Die Kommunikation kann nur gelingen, wenn wir uns selbst darüber im Klaren sind.

Unsere Motive und Erwartungen für die „Erste Sitzung“ sind in der Regel, dass wir den Patienten verstehen und ihm helfen wollen bzw. dass wir zu dem Patienten eine therapeutische Beziehung aufbauen und vertiefen wollen. Aber auch andere Motive und Erwartungen sind denkbar.

Unsere Anliegen müssen wir differenzierter betrachten. Sie sind in den verschiedenen Phasen der „Ersten Sitzung“ unterschiedlich:

Unsere Dialogfragen in Phase 1

In der „Phase 1: Befragen und Zuhören“ wollen wir folgende Dialogfragen beantwortet haben:

- Wie verhält sich der Patient mir gegenüber in dieser Phase der „Ersten Sitzung“? Beziehungsorientiert („Hund“) oder sachorientiert („Katze“)? (siehe Kapitel 5)
- Wie soll ich dementsprechend mit dem Patienten umgehen, um eine vertrauensvolle Beziehung aufzubauen?

- Wie sympathisch ist mir der Patient?
- Was sind Anliegen, Motive und Erwartungen des Patienten? Welche Appelle richtet der Patient an mich?
- Was offenbart der Patient über sich selbst?
- Was offenbart der Patient über seine Beziehung zu mir?
- Welche Symptome und Beschwerden hat er? Krankengeschichte? Vorbehandlungen?
- Welche Lebensbedingungen hat der Patient?
- Wie erklärt sich der Patient seine Erkrankung? Krankheitsmodell des Patienten?
- Will er seine Erkrankung wirklich loswerden oder zieht er einen sekundären Krankheitsgewinn aus seiner Krankheit? Hält der Patient Informationen zurück?
- Wie erkläre ich mir die Erkrankung des Patienten? Mein Krankheitsmodell?
- Welchen Auftrag gibt mir der Patient? Welchen Auftrag nehme ich an?
- Kann ich den Auftrag des Patienten erfüllen? Will ich den Auftrag des Patienten erfüllen? Wie kann ich dem Patienten helfen?
- Ist der Patient bereit, Eigeninitiative zu ergreifen?

Unsere Dialogfragen in Phase 2

In der „Phase 2: Untersuchen“ wollen wir folgende Dialogfragen beantwortet haben:

- Wie verhält sich der Patient mir gegenüber in dieser Phase der „Ersten Sitzung“? Beziehungsorientiert („Hund“) oder sachorientiert („Katze“)? (siehe Kapitel 5)
- Welche Befunde liegen vor? Form- und Funktionsstörungen?
- Wie relevant/ausgeprägt sind diese Befunde?
- In welchem Zusammenhang stehen diese Befunde?
- Brauche ich vertiefende Untersuchungen?

Unsere Dialogfragen in Phase 3

In der „Phase 3: Planen“ wollen wir folgende Dialogfragen beantwortet haben:

- Wie erkläre ich mir die Situation des Patienten?
- Worum geht es vordergründig? Worum geht es eigentlich?
- Was will der Patient erreichen?
- Ist der Patient bereit, Eigenverantwortung und Eigeninitiative zu übernehmen?
- Was ist das Hauptproblem? Wie hierarchisiere ich aus meiner Erfahrung die Probleme des Patienten?
- Welche vertiefenden Untersuchungen brauche ich noch?
- Welche Lösungen gibt es? Welche Lösungen habe ich anzubieten?
- Was muss der Patient selbst tun?
- Was ist die effizienteste Lösungsstrategie für die Probleme des Patienten?
- Welche Ressourcen braucht der Patient zur Umsetzung des Behandlungsplans?
- Wie kann ich den Patienten bei der Umsetzung des Behandlungsplans unterstützen?
- Was kostet die Umsetzung des Behandlungsplans?

Unsere Dialogfragen in Phase 4

In der „Phase 4: Aufklären und Beraten“ wollen wir folgende Dialogfragen beantwortet haben:

- Wie verhält sich der Patient mir gegenüber in dieser Phase der „Ersten Sitzung“? Beziehungsorientiert („Hund“) oder sachorientiert („Katze“)? (siehe Kapitel 5)
- Wie präsentiere ich meinen Behandlungsplan? Welche non-verbalen Hilfsmittel unterstützen die Präsentation des Behandlungsplans?
- Wie erkläre ich dem Patienten meinen Behandlungsplan plausibel?
- Wie informiere ich den Patienten über die Kosten?

- Wie kann ich die Eigeninitiative des Patienten fördern?
- Wie kann ich die Motivation des Patienten ermöglichen?
- Will der Patient Eigeninitiative ergreifen?
- Will der Patient gesund werden?
- Versteht der Patient den Behandlungsplan?
- Vertraut der Patient dem Behandlungsplan?
- Akzeptiert der Patient den Behandlungsplan?

Unsere Gesprächsführung soll in jeder Phase der „Ersten Sitzung" auf die Beantwortung dieser Fragen abzielen. Machen Sie sich Ihre Dialogfragen bewusst und gehen Sie Ihre Dialogfragen immer wieder durch, bis sie Ihnen in „Fleisch und Blut übergegangen sind"!

Schritt 5: Antizipieren Sie die Anliegen (Dialogfragen), Motive und Erwartungen Ihres Gesprächspartners in den verschiedenen zeitlichen Phasen der Kommunikationssituation!

Im nächsten Schritt machen wir uns Gedanken darüber, welche Anliegen (Dialogfragen), Motive und Erwartungen unser Gesprächspartner an uns herantragen wird. Darauf wollen wir vorbereitet sein.

Motive und Erwartungen eines Patienten betreffen meist seine Erkrankung bzw. deren Heilung. Aber auch andere Motive und Erwartungen sind denkbar. Die Dialogfragen müssen wir differenzierter betrachten. Sie sind abhängig von den verschiedenen Phasen der „Ersten Sitzung". Vor allem aber sind sie abhängig von dem Verhalten, das der Patient uns gegenüber zeigt. Beziehungsorientierte Patienten („Hunde") haben andere Dialogfragen im Kopf als sachorientierte Patienten („Katzen"). In Kapitel 5 haben wir ausführlich beschrieben, wie Sie diese beiden Verhaltensweisen auf der non-verbalen Ebene unterscheiden können. Im Folgenden listen wir auf, mit welchen Dialogfragen wir bei beziehungs- und sachorientierten Patienten in den verschiedenen Phasen der „Ersten Sitzung" rechnen:

Dialogfragen des Patienten in Phase 1

In der „Phase 1: Befragen und Zuhören" gehen wir davon aus, dass der Patient folgende Dialogfragen beantwortet haben will:

Dialogfragen eines beziehungsorientierten Patienten:

- Ist mir dieser Arzt/Therapeut sympathisch?
- Bin ich ihm sympathisch?
- Wie begegnet er mir als Mensch? Bin ich ihm als Mensch wichtig?
- Nimmt er sich Zeit für mich?
- Nimmt er mich ernst?
- Versteht er mich? Glaubt er mir?

Dialogfragen eines sachorientierten Patienten:

- Kann ich ihn ernst nehmen? Ist er fachlich kompetent?
- Wird er mein Problem lösen? Ist er fachlich der Richtige für mein Problem?
- Hat er Zeit für mein Anliegen? Kann ich ungehindert mein Problem schildern?
- Wie wird er mein Problem lösen? Wie lange wird dies dauern?
- Was kann ich selbst tun?

Sie sehen, dass wir es mit ganz unterschiedlichen Wertelandschaften und damit völlig verschiedenen Dialogfragen zu tun haben. Wenn wir diese Unterschiede berücksichtigen, wird die Kommunikation gelingen, und wir bauen die Beziehung zum Patienten auf und vertiefen sie. Wenn wir diese Unterschiede nicht berücksichtigen, kann die Kommunikation mehr oder weniger aus Zufall gelingen. Nämlich dann, wenn die Gesprächspartner „zusammenpassen". Durch die professionelle Beziehungsgestaltung überlassen wir nichts dem Zufall.

Dialogfragen des Patienten in Phase 2

In der „Phase 2: Untersuchen" gehen wir davon aus, dass der Patient folgende Dialogfragen beantwortet haben will:

Dialogfragen eines beziehungsorientierten Patienten:

- Fühlt sich das gut an?
- Wie tut er das?

Dialogfragen eines sachorientierten Patienten:

- Kann ich ihn fachlich ernst nehmen? Ist er fachlich kompetent?
- Was tut er da? Wozu tut er das? Wonach sucht er?
- Wie funktioniert das? Wie ist das begründet?

Die Behandlungsplanung wird in der Regel vom Patienten nicht wahrgenommen. Wir gehen deshalb davon aus, dass er zu „Phase 3: Planen“ keine Dialogfragen hat.

Dialogfragen des Patienten in Phase 4

In der „Phase 4: Aufklären und Beraten“ meinen wir, dass die Unterschiede zwischen beziehungs- und sachorientierten Patienten keine große Rolle spielen. Wir nehmen an, dass alle Patienten folgende Dialogfragen beantwortet haben wollen:

- Zu welchen Ergebnissen hat die Untersuchung geführt?
- Wie erklärt sich der Arzt meine Probleme?
- Wie ernst ist meine Situation? Besteht Hoffnung, dass sich meine Situation bessern wird?
- Was schlägt der Arzt vor?
- Gibt es Alternativen?
- Ist mir das plausibel?
- Ist das nötig?
- Wird das erfolgreich sein und meine Lebensqualität verbessern?
- Wie lange dauert es?
- Was kostet das?
- Ist der Arzt kompetent?
- Vertraue ich der Planung des Arztes?
- Nimmt mich der Arzt ernst? Fühle ich mich verstanden?
- Wie läuft die Behandlung ab?
- Was muss ich selbst tun?

Auf die Beantwortung dieser Dialogfragen aller Phasen der „Ersten Sitzung“ haben wir uns intensiv vorbereitet. Wir präsentieren dem Patienten die Antworten meist, bevor er selbst die Fragen stellt. Oft passiert es auch, dass sich der Patient seiner Fragen überhaupt erst dadurch bewusst wird, dass wir ihm die Antworten geben. Der Patient fühlt sich verstanden und angenommen. Er bekommt das Gefühl, „bei uns gut aufgehoben zu sein“.

Schritt 6: Bestimmen Sie Ihr eigenes Rollenverständnis und Rollenverhalten und antizipieren Sie das Rollenverständnis und Rollenverhalten Ihres Gesprächspartners!

Ähnlich wichtig für das Gelingen einer Kommunikation ist unser eigenes Rollenverständnis und Rollenverhalten in den verschiedenen zeitlichen Phasen der Kommunikationssituation. Wir müssen uns darüber im Klaren sein, ob wir in den verschiedenen Phasen der „Ersten Sitzung“ mehr beziehungsorientiert oder mehr sachorientiert agieren sollen oder agieren wollen. Wir haben die Wahl!

Genauso müssen wir das Rollenverhalten und das Rollenverständnis unseres Gesprächspartners antizipieren. Beziehungsorientierte Menschen werden andere Rollen spielen als sachorientierte Menschen. Darauf müssen wir uns einstellen.

Bezüglich der Inszenierung der „Ersten Sitzung“ differenzieren wir auch das Rollenverständnis und Rollenverhalten entsprechend der verschiedenen Phasen. Das gilt sowohl für unser Verhalten wie auch für das Verhalten des Patienten. Der Übersicht wegen geben wir das Ganze in Form einer Tabelle wieder (Tabelle 6-1):

Schritt 7: Verhalten Sie sich non-verbal entsprechend des Rollenverhaltens Ihres Gesprächspartners!

Entsprechend des Rollenverhaltens des Patienten können wir unser non-verbales Verhalten wirkungsvoll einsetzen. Das grundlegende non-verbale Verhaltensmuster jeglicher Kommunikation ist die Art und Weise des Atmens. Wir unterscheiden zwei Typen von Atmung: die flache Brustatmung (meist schnell) und die tiefe Bauchatmung (meist langsam).

Tab. 6-1: Rollenverständnis und Rollenverhalten in der „Ersten Sitzung" aus der Perspektive des Patienten und unserer Perspektive

	Phase 1	Phase 2	Phase 3	Phase 4
Der beziehungsorientierte Patient sieht uns in der Rolle …	Alleskönner, überlegener Beziehungspartner, Vertrauter	Kümmerer, Fürsorger	Die Phase des Planens ist eigentlich kein kommunikativer Vorgang.	Kümmerer, Fürsorger, Lehrer, Coach, Freund
Der sachorientierte Patient sieht uns in der Rolle …	Dienstleister, Problemlöser, Beauftragter, Auftragnehmer	Experte		„angestellter" Berater, Informant, Trainer
Der beziehungsorientierte Patient sieht sich selbst in der Rolle …	unterlegener Hilfe- und Beziehungssuchender	passiv Erduldender, gefallen Wollender, Mithelfender		passiv Erduldender, gefallen Wollender, Mithelfender
Der sachorientierte Patient sieht sich selbst in der Rolle …	Auftraggeber, Geldgeber, Lösungssucher, Entscheider	proaktiver Mitarbeiter, Aufpasser, Kontrolleur		proaktiver, eigenverantwortlicher Umsetzer, Aufpasser, Kontrolleur, Skeptiker
Wenn wir selbst beziehungsorientiert sind, sehen wir uns in der Rolle …	Begleiter, gleichberechtigter Beziehungspartner	Empath, Mitfühlender, Einfühlsamer		Einfühlsamer, Freund, Coach, Mentor
Wenn wir selbst sachorientiert sind, sehen wir uns in der Rolle …	sachlicher, überlegener Problemlöser, Entscheider	Experte		Experte, Belehrer, Berater, Anordnender
Wenn wir selbst beziehungsorientiert sind, sehen wir den Patienten in der Rolle …	gleichberechtigter Hilfe- und Beziehungssuchender	Hilfsbedürftiger		Hilfsbedürftiger, Freund
Wenn wir selbst sachorientiert sind, sehen wir den Patienten in der Rolle …	Unterlegener, sich Unterordnender, passiv Hinnehmender	Passiver, Akzeptierender		Passiver, Akzeptierender, Folgender, Schüler

Beobachten Sie einfach Brust und Bauch Ihres Gesprächspartners! Dies machen Sie diskret mit Hilfe Ihres peripheren Blickfelds: Atmet Ihr Gesprächspartner flach und schnell in seiner Brust, so wirkt dies aufgeregt, nervös und vielleicht sogar gestresst und gehetzt. Umgekehrt macht eine tiefe Bauchatmung den Eindruck der Gelassenheit und Entspannung. Dadurch strahlt diese Art des Atmens Kompetenz aus.

Atmung

Tiefe und langsame Bauchatmung

Atmen Sie also bei allen Ihren Patienten tief und langsam „in Ihren Bauch hinein"! Dies passiert automatisch, wenn Sie beim Einatmen Ihren Oberbauch leicht vorwölben. Dann fließt Ihre Atemluft tief nach unten in die Lungen. Üben Sie diese Art des Atmens, auch wenn Sie alleine sind! Sie werden die entspannende Wirkung dieser Atemtechnik spüren. Wir konzentrieren uns in allen Phasen der „Ersten Sitzung" auf die tiefe, langsame Bauchatmung.

Nahbarkeit und Glaubwürdigkeit

Ebenso für alle Phasen der Kommunikation mit einem Patienten gilt, dass wir uns gegenüber einem Patienten nahbar verhalten, wenn wir die Beziehung zum Patienten aufbauen und vertiefen wollen (Achtung: Sachorientierte Patienten wollen das nicht!). Dabei können wir auch über Themen sprechen, die mit Medizin nichts zu tun haben. Wenn wir aber sachorientiert Informationen vermitteln wollen, verhalten wir uns glaubwürdig. Unsere Nahbarkeit bzw. Glaubwürdigkeit steuern wir mit Hilfe unserer Stimmmuster und unserer Kopf- und Körperhaltung sowie mit unserer Gestik. In Kapitel 5 haben wir dies ausführlich besprochen.

Augenkontakt

Gleich zu Beginn der „Ersten Sitzung" begrüßen wir den Patienten durch Handschlag. Wir schauen ihm dabei in die Augen. Sucht auch der Patient den Augenkontakt, sehen wir darin das Zeichen der Beziehungsorientierung. Weicht der Patient unserem Augenkontakt aus, dann verhält er sich sachorientiert. Achtung: Das Verhalten eines Patienten kann sich schlagartig ändern. Vor allem der zunächst sachorientierte Patient kann beziehungsorientiert werden, wenn er sich im Laufe der „Ersten Sitzung" von unserer Kompetenz überzeugt hat und Vertrauen zu uns fasst. Dann wird er von Sachorientierung auf Beziehungsorientierung umschalten. Deshalb testen wir während einer Kommunikationssituation immer wieder das Verhalten unseres Gesprächspartners durch Augenkontakt, ob er diesen erwidert oder nicht.

Non-verbale Kommunikation mit beziehungsorientierten Patienten

Bei beziehungsorientierten Patienten positionieren wir uns direkt gegenüber dem Patienten. Wir halten unseren Oberkörper und Kopf dem Patienten leicht zugeneigt. Wir schauen ihm beim Sprechen direkt in die Augen. Wir unterstützen unser eigenes Sprechen mit Beziehungsgesten, die direkt zwischen dem Patienten und uns hin- und herzeigen. Wenn der Patient spricht, machen wir uns Notizen auf einer Schreibunterlage, die sich zwischen dem Patienten und uns befindet. Wir machen dabei zustimmende Laute und nicken mit dem Kopf. Danach nehmen wir sofort wieder Blickkontakt auf.

Die körperliche Untersuchung ist dem beziehungsorientierten Patienten nicht unangenehm. Er mag unsere Berührung genauso wie den Augenkontakt. Sachorientierte Erklärungen sind nicht notwendig.

Non-verbale Kommunikation mit sachorientierten Patienten

Bei sachorientierten Patienten positionieren wir uns schräg zum Patienten. Wir halten eine Schreibunterlage mit Dokumentationsformularen in der Hand. Darauf richten wir unseren Blick und machen uns Notizen. Wir strahlen Kompetenz und Glaubwürdigkeit aus durch tiefe und langsame Bauchatmung und aufrechte und ruhige Kopf- und Körperhaltung. Wir lehnen uns nicht an der Rückenlehne des Stuhls an. Nur manchmal machen wir zustimmende Bemerkungen, wie zum Beispiel: „Ich verstehe!" Oder: „Das kenne ich!" Unser Stimmmuster ist glaubwürdig.

Die körperliche Untersuchung ist dem sachorientierten Patienten ähnlich unangenehm wie der Augenkontakt. Deshalb werden wir jeglichen Körperkontakt vorher ankündigen und begründen. Ebenso begleiten wir die Untersuchung mit erklärenden fachlichen und sachlichen Kommentaren.

Beratung und Motivation ...

In der Beratung gelten natürlich die grundlegenden Prinzipien der Kommunikation, wie wir sie in Kapitel 5 besprochen haben: Nicht-wertend (gewaltfrei) und verständlich müssen wir unsere Informationen vermitteln.

... des beziehungsorientierten Patienten

Die Motivation zur Eigeninitiative kommt beim beziehungsorientierten Patienten auf der Basis seiner Beziehung zu uns zustande, obwohl es ihm eigentlich lieber wäre, wenn wir sein Problem für ihn lösten. Aber er sucht unsere Anerkennung und Freundschaft. Deshalb befolgt er unseren Rat und unsere Anleitungen. Wir müssen ihm einen klaren Auftrag geben und ihn bei der Umsetzung konsequent führen und unterstützen. Wenn er es nicht aus eigener Kraft schafft, bieten wir ihm psychologische Beratung an. Besonders die Arbeit in Gruppen ist für den beziehungsorientierten Patienten geeignet.

... des sachorientierten Patienten

Anders der sachorientierte Patient: Er liebt die Eigenverantwortung. Wir bringen ihm bei, wie er selbst sein Problem lösen kann. Und er wird es tun! Motiviert durch Unabhängigkeit und den Drang, Neues zu lernen, wird er die Herausforderung annehmen. Auf keinen Fall wird er sich auf Gruppenarbeit einlassen.

Tabelle 6-2 fasst die einzelnen Schritte zur Inszenierung einer Kommunikationssituation zusammen. Jede beliebige Situation können Sie auf diese Weise antizipieren und planen. Ihre Empathie und Beziehungskompetenz werden sich dadurch wesentlich verbessern.

Tab. 6-2: Schrittweises Vorgehen zur Inszenierung einer Kommunikationssituation	
Schritt 1:	Formulieren Sie die Ergebnisse, die Sie anstreben!
Schritt 2:	Formulieren Sie den zeitlichen Verlauf und die zeitliche Gliederung der Kommunikationssituation!
Schritt 3:	Bestimmen Sie bzw. recherchieren Sie die räumlichen und zeitlichen Bedingungen der Kommunikationssituation!
Schritt 5:	Antizipieren Sie die Anliegen (Dialogfragen), Motive und Erwartungen Ihres Gesprächspartners in den verschiedenen zeitlichen Phasen der Kommunikationssituation!
Schritt 6:	Bestimmen Sie Ihr eigenes Rollenverständnis und Rollenverhalten und antizipieren Sie das Rollenverständnis und Rollenverhalten Ihres Gesprächspartners!
Schritt 7:	Verhalten Sie sich non-verbal entsprechend des Rollenverhaltens Ihres Gesprächspartners!

Zusammenfassung

Charisma in der Kommunikation durch Empathie und Beziehungskompetenz

Der charismatische Kommunikator kann eine Kommunikationssituation antizipieren, die Verhaltensweisen seines Gesprächspartners in jeder Phase des Gesprächs erkennen und flexibel und absichtsvoll sein eigenes Verhalten daran ausrichten. Er ist sich von vorne herein darüber im Klaren, welche Ergebnisse er anstrebt.

Authentizität und Flexibilität

Aber beachten Sie: Trotz aller Planung und Antizipation muss Ihr Verhalten authentisch sein. Ihr Verhalten darf nicht gespielt sein oder wirken. Sonst verlieren Sie Ihre Glaubwürdigkeit und das Vertrauen Ihres Gesprächspartners. Beachten Sie außerdem, dass trotz aller Planung manches nicht so läuft wie geplant! Bleiben Sie flexibel! Verwerfen Sie jeden noch so ausgeklügelten Plan, wenn er nicht funktioniert.

Kapitel 7

Systematisch umsetzen – Charisma in der Patientenführung können Sie lernen!

Dieses Buch ist ein Arbeitsbuch. Durchgelesen haben Sie es schnell. Damit zu arbeiten kann für Sie ein lebenslanger Prozess der systematischen Verbesserung Ihrer Patientenführung und damit der Steigerung Ihres Praxiserfolgs sein. „Systematisch" bedeutet planvoll und stetig vorzugehen. Dieses Kapitel soll Ihnen dabei helfen. Es schlägt Ihnen einen schrittweisen Prozess des Lernens und Einübens vor – hin zu immer mehr Charisma in der Patientenführung. Übrigens: Wundern Sie sich nicht, wenn sich Ihre Kommunikationskompetenz auch außerhalb Ihrer beruflichen Praxis verbessert.

Schritt 1: Erlernen Sie die grundlegenden Denkmodelle!

Die theoretischen Voraussetzungen unseres Systems der Patientenführung sind die psychologischen Denkmodelle der Emotionalen Intelligenz aus Kapitel 1:

- Das Werteschöpfungsprinzip und
- das Modell menschlichen Verhaltens

Diese Prinzipien sollten Ihnen permanent geläufig sein. Anhand dieser Prinzipien können Sie Kommunikationssituationen verstehen: Ihr eigenes Verhalten, das Verhalten Ihres Gesprächspartners und die Art der Beziehung zwischen Ihnen beiden. Sie können mit Hilfe dieser Denkmodelle Kommunikation ebenso planen und antizipieren wie nachträglich analysieren: Lernen Sie die grundlegenden Denkmodelle der Emotionalen Intelligenz auswendig! Dies wäre als Erstes zu tun.

Schritt 2: Führen Sie den AI-Prozess mit sich selbst durch!

Als Grundlage der allgemeinen Patientenorientierung (Patienting) haben wir in Kapitel 2 postuliert, dass wir von uns selbst und unseren Talenten, unserem Wissen und Können ausgehen müssen. Sie selbst bestimmen, wie Sie Ihren Beruf ausüben wollen. Verschaffen Sie sich Klarheit darüber, indem Sie den Prozess des Appreciative Inquiry (AI) durchlaufen! Nur mit dieser Klarheit kann Ihre Patientenführung gelingen. Führen Sie den AI-Prozess regelmäßig durch! Auch für andere Themen Ihrer Berufs- und Lebensplanung ist dieser Prozess nützlich. Wir selbst nehmen uns jedes Jahr in den Weihnachtsferien Zeit dafür – manchmal auch während des Jahres.

Schritt 3: Formulieren Sie Ihren Auftrag und Ihr Zukunftsszenario und setzen Sie Ihren Auftrag systematisch um!

Ebenfalls in Kapitel 2 haben wir besprochen, wie Sie den Auftrag Ihrer Praxis – am besten zusammen mit Ihren Mitarbeitern – selbst bestimmen können. Formulieren Sie ihn schriftlich: Ihr Auftrag beschreibt, welchen Menschen Sie welche Werte durch die Dienstleistungen Ihrer Praxis schöpfen lassen wollen. Ebenso formulieren Sie die bestmögliche Erfüllung Ihres Auftrags in einem Zukunftsszenario. Die Verwirklichung dieses Szenarios streben Sie an. Dadurch haben Sie Ihrer beruflichen Entwicklung und der Entwicklung Ihrer Praxis eine klare Richtung gegeben. Ohne diese klare Richtung wäre der Erfolg Ihrer Maßnahmen unbestimmt und zufällig. Nehmen Sie sich also genügend Zeit für die (schriftliche) Formulierung Ihres Auftrags und Ihres Zukunftsszenarios! Arbeiten Sie regelmäßig daran und ändern Sie beides – falls notwendig! Bleiben Sie auch in Ihrer Ausrichtung flexibel!

Durch Ausrichtung entsteht Klarheit – für alle Beteiligten!

Zur Umsetzung Ihres Auftrags in Richtung des Zukunftsszenarios erstellen Sie einen (schriftlichen) operativen Maßnahmen- und Zeitplan. Dabei gehen Sie entsprechend des so genannten Outcome-Prozesses vor, den wir ebenfalls in Kapitel 2 beschrieben haben. Nehmen Sie sich leicht erreichbare Ergebnisse vor! Planen Sie operativ nie mehr als ein Jahr im Voraus!

Schritt 4: Führen Sie Ihr Team! Führen Sie Ihre Mitarbeiter!

Ohne Ihr Team können Sie eine erfolgreiche Patientenführung nicht umsetzen. In Kapitel 3 haben wir beschrieben, wie Sie Ihr Team am gemeinsamen Auftrag ausrichten, Team-Geist, Team-Kommunikation und Team-Kreativität fördern und fordern können. Erst wenn Sie Ihr Team „zusammengeschweißt" haben, wenden Sie sich der Führung Ihrer Mitarbeiter zu: Auch Mitarbeiter wollen Werte schöpfen. Die Führung einzelner Mitarbeiter haben wir ebenfalls in Kapitel 3 besprochen. Zur operativen Umsetzung Ihrer Team- und Mitarbeiterführung können Sie wieder den Outcome-Prozess aus Kapitel 2 verwenden.

Schritt 5: Entwickeln Sie Ihr Patientenbeziehungsmanagement und führen Sie es ein!

Die Beziehungen zu Ihren Patienten können Sie systematisch entwickeln: Zunächst geht es darum, die (richtigen) Patienten zu finden und zu gewinnen. Dann binden Sie Ihre Patienten an Ihre Praxis, indem Sie systematisch die Beziehungen zu Ihren Patienten vertiefen. Schrittweise machen Sie aus Ihren Erstpatienten Wiederholungspatienten und schließlich Stammpatienten. Wie Sie Ihr individuelles Beziehungsmanagement entwickeln können, haben wir in Kapitel 4 beschrieben. Zur operativen Umsetzung Ihres Beziehungsmanagements können Sie wieder den Outcome-Prozess aus Kapitel 2 verwenden.

Schritt 6: Lernen Sie die Techniken der direkten Patientenkommunikation und üben Sie diese Techniken ein!

Das Lernen und Einüben der verbalen und non-verbalen Patientenkommunikation (Kapitel 5) kann Ihnen nur gelingen, wenn Sie sich zum einen immer nur eine Technik auf einmal vornehmen und wenn Sie zum anderen diese eine Technik diszipliniert und stetig einüben, bis Sie Ihnen „in Fleisch und Blut übergegangen ist". Sehr nützlich können Ihnen dabei Videoanalysen sein: Anhand von Videoaufnahmen können Sie Kommunikationssituationen im Sinne einer „Manöverkritik“ nachträglich analysieren. Bleiben Sie dran! Üben Sie – ein (Berufs-)Leben lang!

Schritt 7: Planen und antizipieren Sie die Kommunikationssituationen Ihrer Praxis!

Gleiches gilt für die Inszenierung verschiendenster Kommunikationssituationen Ihrer Praxis. Planung und Antizipation solcher Situationen sind wie mentales Training: Sie spielen eine Situation in Ihrem Kopf durch, wie sie idealerweiser verlaufen wird. So programmieren Sie sich auf das tatsächliche Gelingen der Kommunikation. In Kapitel 6 haben wir für Sie beschrieben, wie wir die „Erste Sitzung“ inszenieren. Dies soll Ihnen als Beispiel dienen. Übernehmen Sie, was Sie brauchen können und machen Sie etwas Besseres daraus

Manchmal werden wir gefragt: „Sie beschäftigen sich ausführlich mit der Patientenführung. Kostet Sie das nicht zu viel Zeit?“ Wir meinen: „Nein!“ Wir sehen in der systematischen Patientenführung die Grundlage unseres medizinischen Handelns. Jede Minute, die wir in die systematische Patientenführung investieren, rentiert sich in Cent und Euro ebenso wie in Praxis- und Lebenserfolg. Nichts fördert unsere berufliche Lebensqualität so sehr wie eine tragfähige Patientenbeziehung.

Literaturempfehlungen

Wenn Sie Ihr Wissen über Kommunikation und Ihre kommunikativen Fähigkeiten weiter vertiefen wollen, haben wir für Sie folgende Literaturempfehlungen:

- Blanchard K. Der One Minute Manager rechnet ab. München 2007
- Goleman D. Emotionale Intelligenz. dtv 1997
- Goleman D. et al. Emotionale Führung. Econ 2002
- Goleman D. Soziale Intelligenz: Wer auf andere zugehen kann, hat mehr vom Leben. Droemer/Knaur 2008
- Grinder M. Führung durch Charisma: Eine Analogie von Hunden und Katzen. Synergeia 2006
- Rosenberg M. Gewaltfreie Kommunikation: Eine Sprache des Lebens. Junfermann 2007

- Schmitt R. Rational-emotive Therapie (RET). Eine Einführung. Schmitt 2001
- Schulz von Thun F. Miteinander reden, Band 1. Störungen und Klärungen. 39. Auflage, Rowohlt 2004
- Schulz von Thun F. Miteinander reden, Band 2. Stile, Werte und Persönlichkeitsentwicklung. 25. Auflage, Rowohlt 2005
- Schulz von Thun F. Miteinander reden, Band 3. Das „innere Team" und situationsgerechte Kommunikation. 8. Auflage, Rowohlt 2001
- Schulz von Thun et al. Miteinander reden: Kommunikationspsychologie für Führungskräfte. 3. Auflage, Rowohlt 2001
- Simmel M und Sponfeldner W. Entwicklung eines interkulturellen Hochleistungsteams. In: Ferstl, Scholz, Thiesen (Hrsg.): Wirksam lernen, weiter bilden, weiser werden – Erlebnispädagogik zwischen Pragmatismus und Persönlichkeitsbildung. Augsburg 2006

Die Literatur über Emotionale Intelligenz, Kommunikationspsychologie, Beziehungsmarketing, Öffentlichkeitsarbeit, Hypnose, Neurolinguistisches Programmieren und so weiter ist vielfältig. Recherchieren Sie selbst!

Nehmen Sie mit uns Kontakt auf, wenn Sie Fragen und Anregungen haben! Ebenso, wenn Sie Einzelberatungen wünschen oder an unseren Seminaren teilnehmen wollen:

Erich Wühr: ewuehr@vgm-portal.de
Martin Simmel: msimmel@corporate-excellence.de

Wir halten die Umsetzung der Inhalte dieses Buchs für die maßgeblichen Faktoren unseres eigenen Praxiserfolgs. Arbeiten Sie mit diesem Buch immer wieder! Verbessern Sie ständig Ihre Selbstkompetenz, Ihre Team- und Mitarbeiterführung, Ihr „Patienting" (Marketing am Patienten) und Ihre Kommunikationskompetenz! Lernen und wachsen Sie Ihr Leben lang! Hoffentlich haben Sie in fünf Jahren so intensiv mit diesem Buch gearbeitet, dass es ganz „zerfleddert“ ist und Sie sich ein neues kaufen müssen. Das wäre das größte Kompliment, das Sie uns machen können.

Wir wünschen Ihnen alles Gute und viel Erfolg!